Lauro Trevisan: *A magia das Leis Divinas para uma vida melhor*
Lançamento – maio 2016
Capa: Andrey Lamberty

T814m Trevisan, Lauro
A magia das leis divinas : para uma vida melhor / Lauro Trevisan. – Santa Maria : Editora da Mente, 2016.
176 p.

ISBN: 978-85-7151-081-4

1. Psicologia 2. Espiritualidade 3. Poder da mente 4. Filosofia 5. Teologia I. Título

CDU 159.962.7

Ficha Catalográfica elaborada pela Bibliotecária Cristiane Silva Teixeira CRB 10-1501

EDITORA DA mente

Pedidos: Editora e Distribuidora da Mente
Rua Tuiuti, 1677 – Caixa Postal: 559
97015-663 Santa Maria – RS – Brasil
Fone: (55) 3223.0202 ou Fax: 55.3221.7184
Email: mente@editoradamente.com.br
Site: www.editoradamente.com.br
Autor: laurotr@uol.com.br
Site do Autor: www.laurotrevisan.com.br
Rede social: www.facebook.com/lauro.trevisan.35

Lauro Trevisan

A magia das Leis Divinas

para uma vida melhor

Editora da Mente - Santa Maria – RS - Brasil

******

Conhecer as Leis é a suprema urgência humana. É estar de posse da mais fantástica magia divina. É ter a bússola, O GPS do caminho, o mapa da mina. É apossar-se da mais importante verdade existencial. Acima de tudo, o conhecimento desta verdade nos leva a outro patamar evolutivo. Ao mais alto patamar.

******

Magia desconhecida

Não somos seres perdidos na imensidão do cosmo, sem saber o que fazer e como fazer. Não somos dominados pelo acaso e nem pelo imponderável.

Se você está pensando que a vida é incontrolável e que a autorrealização humana é utopia, disponha-se a mudar de ideia. Dê uma chance a si mesmo. Passe um azeite na sua rigidez mental e ideológica e se proponha a ouvir e ver o que há de novo debaixo do sol.

Muito bem, você guardou as armas. Admiro sua boa vontade. Os sábios avisam que o mundo é dos curiosos, como você. Nem todos se dão a liberdade de ouvir ou ler o que não bate com suas ideologias. Você é diferente. A humanidade necessita de gente como você.

Já que está de bom humor, conto-lhe, de início, que existe um segredo fantástico, um tanto diferente dos segredos que já ouviu por aí e que também são fantásticos. E vou revelar-lhe o segredo. Mas, antes, retifico: Não é bem um segredo, tornou-se segredo porque permaneceu oculto desde que o *homo sapiens* ergueu a cabeça e tomou conhecimento de si mesmo, há cerca de 200 mil anos. Espere um pouco, acalme-se, não estou dizendo que esta seja a idade do nosso lindo e frágil planeta. A Terra, segundo pesquisas, surgiu há cerca de quatro bilhões e meio de anos. A vida, entre três e quatro bilhões. Os hominídeos, há cinco milhões, o *homo hábilis* há dois milhões e meio, pouco mais. Mas, isso tudo não vem ao caso. Ou vem?

Pois bem, o que eu queria mesmo dizer é que a humanidade, de início, andou apenas ocupada com a própria subsistência e sobrevivência, pouco ou nada se importando com as coisas do céu e da terra. E Shakespeare dizia que justamente entre o Céu e a Terra é que estão os mistérios mais relevantes. Ainda hoje, mutatis mutandis, boa parcela dos humanos continua mais interessada nas marcas de cerveja, no tamanho do cachorro-quente e no seu time de futebol, do que em coisas inalcançáveis aos "dois neurônios". De mais a mais, quem teria tempo para saber sobre algo que não gera lucros? E se, porventura, sobrasse algum tempinho, quem não o usaria inevitavelmente para enfiar as mãos e a cabeça num minúsculo aparelho chamado celular?

Bem, fiz toda essa brincadeira para acentuar que a evolução humana é vagarosa, muito vagarosa. Só isso. Dizem que assim é a vida, uma roda girando e rangendo devagarinho, como garantiu Charles Darwin em sua obra famosa, *A Teoria das Espécies:*

"Natura non facit saltum".

Mas, e o segredo? Sim, o segredo que quero relatar-lhe esbarra na tradicional apatia humana. E quando o ser humano não é apático, é acelerado. Por sinal, mais acelerado e impaciente que vagaroso. O homem de hoje quer tudo ao mesmo tempo. Muitos não suportam nem o espaço da respiração. Mas a natureza não faz saltos. Para a natureza, dez mil anos é vírgula. No entanto, contrariando a natureza e o ilustre Darwin, prometo-lhe que essa descoberta fará o maior salto evolutivo da sua vida. Não ria, cobre-me no final.

Apresso-me a avisar-lhe que este segredo não trata da Lei da Atração e nem da existência de um Poder que tudo lhe alcança. Isso eu já descrevi em meus livros, principalmente no *Poder Infinito da Sua Mente* e no livro *A Chave do Maior Segredo do Mundo.*

O SALTO

Um avião necessita de carta de voo ou de aparelhagem especial para acertar a rota. Você usa o GPS quando quer chegar ao destino desconhecido. Antigamente, os navios usavam a bússola de orientação. Na Idade Média, se serviam do astrolábio, instrumento de navegação inventado por um tal de Hiparco de Niceia. Até o seu celular, sua tevê, seu chuveiro, carregam junto um guia de uso.

Então, pense comigo: Você veio a este mundo como um meteoro caído aleatoriamente?

O Criador disse – segundo a parábola da bíblia – que fez você à sua imagem e semelhança, para *presidir a obra da Criação e dominar em toda a terra.* Está no Gênesis. Tudo bem. Naquela alegoria, fica claro que você chegou por aqui com a incumbência fabulosa de realizar os desígnios do Criador. Sim, é lógico que você pergunte como saberá quais são os desígnios do Criador e eu respondo que são seus sonhos, seus ideais e seus desejos. Não sou só eu que penso assim. Muitos mestres afirmam o mesmo. O grande filósofo Aristóteles disse:

"Só há um
princípio motor: a
faculdade de desejar".

Aí está. O desejo é o princípio motor da realização divina e humana.

A Dra Emilie Cady escreveu:

"O desejo é
Deus batendo à
porta de nossa
mente, tentando
nos trazer a maior das
prosperidades".

Até o Curso de Iniciação Esotérica ensina:

"Não percamos de vista, em tempo algum, o fato de que o nosso desejo é *o desejo de Deus em nós".*

Goethe, (1749-1832), grande pensador e literato alemão, constatou o seguinte:

"Se tu estás verdadeiramente
comprometido com tua

meta, o universo inteiro conspira a teu favor para que apareçam os instrumentos e as pessoas que te permitirão consegui-lo".

Por tudo isso, é justo aceitar que os desejos nascem do coração de Deus para que seus filhos continuem a construção de um mundo cada vez melhor. Entrando nesse fluxo etéreo e insondável, pode-se dizer que a obra da Criação conspira a favor dos desejos de toda criatura humana.

Dias atrás, publiquei, no meu facebook, esta mensagem que pode ajudar no entendimento desta questão:

"Dizem que é bobagem supor que o universo conspira a nosso favor quando mentalizamos algo bom. Mas é verdade. A energia do universo é energia do amor e do bem. Pela mente, entramos nesse oceano cósmico e todas as correntes inteligentes do bem universal fluem em nossa direção para materializar essa matriz cuja realidade é benéfica, não só a nós mas também ao

cosmo. Imagine o poder de que somos tomados quando entramos nesse fluxo fantástico. Quando nossa irradiação é maléfica, ficamos isolados num mundo obscuro. A escolha é sua. Abraços."

Muita gente não consegue alcançar a dimensão dessa verdade e se perde nos labirintos das carências e das impossibilidades. Não imaginam que o mundo é um todo benfazejo fluindo de acordo com os desígnios do Infinito. Então, o que pensam? Pensam que Deus concedeu ao homem a capacidade de criar sonhos, projetos, desejos, anseios, ideais, aspirações, e depois lhe falou: "Vire-se!" Pensam que incutiu no coração do ser humano amor, felicidade, paz, riquezas, saúde, prazeres, e sorriu matreiramente, dizendo: "Agora é com você!"

Imagine pegar no colo seu filhinho de um mês de vida e sussurrar-lhe carinhosamente: "Pronto, você foi feito para caminhar, falar, escrever, realizar seus sonhos, amar, ser amado, casar e ser feliz. Então, vá e faça. Tiau!" Seus familiares o colocariam num sanatório. Mas, fale a verdade, não é isso que você pensa do Criador? Você está aí num canto deste planeta, com mil ideias, inúmeros desejos, grandes impulsos existenciais, e não sabe como materializar seus pensamentos e sentimentos. Então, resmunga: "A vida é um absurdo, uma contradição insuportável, nada mais que frustração total!" E as religiões vêm em seu socorro pedindo resignação, porque a vida é assim mesmo, não adianta se lastimar. A vida é assim mesmo – existe resposta mais medíocre do que essa? Tem lógica isso? Será que Javé teria entrado em surto de maluquice quando pensou você?

Volte, por favor, a refletir sobre as palavras do Criador, segundo relata o Gênesis, 1,26:

"E disse Deus:
Façamos o homem à
nossa imagem,
conforme a nossa
semelhança".

Incrível. Significa que ele se olhou a si mesmo e fez de si o molde do projeto humano. Um ser de si mesmo. Espelho. Seria Deus um alienado? Como pode ser alienado quem estabeleceu a ordem cósmica, este inimaginável universo composto ordenadamente por cerca de 120 bilhões de galáxias, sendo que cada galáxia abriga entre duzentos a quatrocentos bilhões de estrelas, todas cumprindo matematicamente seu destino orbital? E a ordem estabelecida no universo das plantas? Tem algum biólogo que seja capaz de dizer como é que as raízes de uma árvore recolhem os nutrientes necessários àquela planta e somente os nutrientes que dizem respeito a esse tipo de árvore? E a maravilha do mundo das aves e dos animais? Bastaria você saber algo sobre o seu microcosmo – que é seu corpo - para ficar espantado com a sabedoria de quem o imaginou. Só para brincar um pouco, digo-lhe que o corpo humano é formado por sete octilhões de átomos. Sabe o que é isso? Nada menos que um sete com 27 zeros à direita. São 11 sistemas orgânicos, mais de sessenta órgãos, cerca de 97 mil quilômetros de veias, artérias e vasos capilares, sem falar dos hormônios, nervos, músculos, ossos, tecidos, e mais e mais, tudo formando, com indizível sabedoria, perfeição e harmonia vital, essa linda constelação chamada corpo. Tem algum laboratório humano que se habilita a inventar algo semelhante, montando peça por peça? Ainda assim, muitos têm a ideia de que Deus fez o homem pela metade: Deu-lhe poder de desejar e foi embora, deixando sua obra incompleta. E o pior é que a verdade enfurece muita gente. Blaise Pascal, o francês cientista, filósofo, teólogo, físico, matemático, 1623-1662, apontou uma deficiência humana, quando escreveu:

"O homem está
sempre disposto a negar
tudo aquilo que não
compreende".

E Michel de Montaigne completou:

"É uma presunção
perigosa e fútil, além
de uma absurda
temeridade, ter desprezo pelo que
nós não compreendemos".

Michel de Montaigne, (1533-1592), foi pensador e ensaísta francês.

PONTO DE PARTIDA

Algum dia, sentado no sofá, ou deitado numa rede ao som das ondas do mar, talvez lhe tenha ocorrido de se indagar como Deus dirige o mundo. Você olha para o céu, vê aqueles bilhões de estrelas piscando, e sequer lhe passa pela cabeça que possam despencar sobre sua casa. Também não lhe passa pela mente que Javé esteja noite e dia segurando no pulso essas constelações. Algo mantém as galáxias na justa ordem. Este algo chama-se Lei Universal. Você observa o sol amanhecendo todos os dias e não supõe que um funcionário do Criador esteja cada madrugada dando manivela no astro-rei. Nada é artesanal nas esferas celestiais. Nem o intelecto mais obtuso pode pensar isso. Tudo no universo se rege por Leis *sábias, positivas e imutáveis.*

Quanto ao ser humano, talvez você tenha suas dúvidas a respeito dessa teoria. Mas, o ser humano faz parte deste universo, por isso também é regido por Leis. Lembro aqui o livro *Da Pobreza ao Poder,* de James Allen. Nesta obra, o pensador escreveu:

> *"A Lei rege e governa*
> *tudo, desde o mais trivial pensamento,*
> *palavra ou ato humano, até aos*
> *agrupamentos dos corpos celestes".*

E continua ele:

"Não pode existir
nenhuma condição arbitrária,
nem por um momento,
porque tal condição
seria uma negação
e aniquilação da Lei".

James Allen, (1864-1912), foi escritor, filósofo, teólogo, ensaísta, poeta e pensador inglês. Concordo com ele. Um relógio obedece ao relojoeiro. O relógio não sabe disso, mas o relojoeiro sabe. De forma semelhante, embora a precariedade da comparação, o universo funciona em obediência às Leis ditadas e programadas pelo Criador. Você pode não saber, mas o Criador sabe. Sua ignorância não muda a ordem. Talvez você esteja pensando que se isso fosse verdade, como é que acontecem as catástrofes dos vulcões, dos maremotos, terremotos, tsunamis e furacões? Pois, ao contrário do que você supõe, eles obedecem à Lei, sim, à Lei do Equilíbrio. Os elementos da natureza sempre buscam o equilíbrio de acordo com as forças, que, por sinal, são dependentes da Lei. Você conhece a Lei da Gravidade e a Lei da Atração dos Corpos. Por que um avião cai?

AS LEIS QUE REGEM OS SERES HUMANOS

Os seres humanos também são regidos por Leis Universais. Essa é a boa notícia que quero lhe trazer. Assim como acontece com a natureza, da mesma forma a criatura humana tem a sua vida determinada por Leis. Não somos seres perdidos na imensidão do cosmo, sem saber o que fazer e como fazer. Não somos dominados pelo acaso e nem pelo imponderável. Jacques Bossuet, famoso padre orador francês, (1627-1704), disse:

> *"O que é acaso*
> *em relação aos homens,*
> *é desígnio em relação a Deus".*

E eu digo que é o cumprimento da Lei. Tudo que você pensa, deseja, faz, desfaz, ou deixa de fazer, estará sob a consequência das Leis do Criador. Até a palha que você mexe obedece à Lei. Como diz o ditado: "A plantação é livre, a colheita é obrigatória". Você é uma pessoa livre, pode pensar o que quiser, mas o pensamento é ato criador que terá o resultado que lhe corresponde.

Ainda não lhe falei que a Lei sempre se autocumpre, não importa se você não sabia ou se queria outra coisa. Por exemplo, se colocar a mão no fogo, vai se queimar, tanto faz se você ama o fogo, se adora o fogo, se é contra o fogo, se não sabia que havia fogo ou se não queria que o fogo lhe queimasse. A Lei se cumpre automaticamente.

Ninguém consegue cancelar a Lei. Também não adianta querer negá-la. As Leis do Criador estão acima de qualquer desafio, de qualquer contingência e de qualquer crença.

Não existe lei (com minúscula) criada pelo homem que possa desfazer ou substituir a Lei Universal. Não existem desculpas que possam anular os efeitos da Lei. Mesmo a mais santa e inocente ignorância sobre as consequências do não cumprimento das Leis Universais fará com que sejam suspensas ou relevadas ou alteradas. Isso, longe de ser um complicador da vida humana, é o mais sábio facilitador. Se não existissem as Leis Universais, estaríamos perdidos, sem sabermos como chegar aos desideratos essenciais à vida: saúde, felicidade, amor, paz, alegria, prosperidade, bem-estar, superações e progressos. Estaríamos sem rumo. Viveríamos ao sabor da sorte e do azar. Seríamos seres frustrados, sem condições de satisfazermos nossos desejos mais íntimos.

O dom da liberdade só nos valerá se soubermos escolher o bom, o positivo, o produtivo, o bonito, o saudável. E saberemos o que escolher se conhecermos as Leis que regem a vida. Eu posso ter o desejo e a liberdade de viajar de Santa Maria ao Rio de Janeiro, mas, se não souber como, não é impossível dar com o costado em Buenos Aires e me sentir frustrado, apesar do dom da liberdade e do desejo.

NÃO SE TRATA DE LEIS HUMANAS

Um detalhe: Tudo o que acontece na sua vida é resultado da Lei, mesmo que você não a conheça. Tanto as coisas boas quanto as coisas ruins. Eis a *magia das Leis divinas para uma vida melhor.* Atente que não estou falando de leis humanas. Estas visam a ordem e as obrigações impostas pelo legislador do país, da instituição, do grupo, do clube. Podem ser justas ou arbitrárias, boas ou más, desejadas ou tirânicas, impostas ou consensuais. Podem ser derrubadas ou anuladas ou modificadas. São temporárias, muitas logo se tornam obsoletas. Também boa parte das leis emanadas de alguma religião ou crença podem ser dispensadas, rejeitadas e não cumpridas sem prejuízo. Há muitas leis vindas da Tradição que já perderam a consistência. Nem tudo que consta nos livros de fundadores de Igrejas pode ser considerado imutável. Até mesmo coleções de dogmas podem situar-se à margem das Leis do Criador.

CONHECER AS LEIS (MAIÚSCULAS) NOS ELEVA AO MAIS ALTO PATAMAR EVOLUTIVO

Conhecer as Leis é a suprema urgência humana. É estar de posse da mais fantástica magia divina. É ter a bússola, O GPS do caminho, o mapa da mina. É apossar-se da mais importante verdade existencial. Acima de tudo, o conhecimento desta verdade nos leva a outro patamar evolutivo. Ao mais alto patamar. Abre-nos os olhos para a compreensão das causas dos males, dos sofrimentos, das desgraças, da miséria, da dor, da infelicidade, das frustrações. Leva-nos a saber o caminho do amor, da Luz, da felicidade, da abundância, da saúde, do bem-estar, enfim o caminho do Bem.

De repente, por um passe de mágica, saberemos como viver a vida plenamente. Compreenderemos como é a relação entre o Céu e Terra. Toda a nebulosa de um mundo injusto, cruel e obscuro desaparecerá. As dúvidas, os erros, as falhas, os chamados azares e acasos não terão mais sentido. Claro, isto quando a humanidade chegar a esse estágio de compreensão e usar a liberdade para caminhar na direção certa. Mas é preciso salientar que a ignorância continuará, porque muita gente se recusa a mudar seus hábitos e crenças. Muitos sofrem agarrados a uma corda, mas não se soltam. E há tanta gente que adota a teimosia suicida: "Morro mas não me entrego". Fanatismo existirá na mente de milhões de indivíduos que preferem morrer a mudar sua visão de mundo e principalmente de Deus. Continuarão a suplicar, a reclamar, a se revoltar, a se sacrificar, para que Deus aja de acordo com os critérios e crenças que eles traçam. Nessa altura, muita gente intelectual já nem mais acredita em Deus, prefere acreditar em tudo, até mesmo no lobo mau e no lobisomem. Principalmente em tudo que eclode de suas cabeças.

Com Deus ou sem Deus na cabeça, a verdade é que as Leis Universais de que falo nesta obra sempre se autocumprem. Felizes os que finalmente descobrirem a magia das Leis divinas. Graças a Deus, não é necessário que toda a humanidade vislumbre este caminho, mas é necessário que você o conheça e o siga para chegar a uma vida melhor.

ESTREITANDO O CAMINHO

Não quero entrar no mérito de todas as leis consagradas pela ciência da Física Newtoniana e Quântica, da Biologia, da Matemática, da Química, da Medicina, da Psicologia, da Sociologia, da Filosofia, da Engenharia, da Astronomia, da Cosmologia e por aí afora. Vou me poupar, e principalmente poupar você, de tamanha dureza e possível chatice.

Conversaremos apenas sobre o que neste

momento nos interessa diretamente. Focalizaremos o que vale para nosso bem-estar existencial. Melhor dito, vamos abordar tão somente o que nos parece imprescindível para alcançarmos a autorrealização pessoal. Vou falar apenas das Leis destinadas pelo Criador a que acertemos o caminho nessa jornada da vida. Vamos às Leis que formam as balizas que nos mostram o rumo. Conhecer essas balizas, estar de posse do GPS divino, é a grande conquista.

Ao nos oferecer o conhecimento do caminho e ao nos ensinar como alcançar corretamente tudo o que desejarmos, fica evidente o amor, a bondade e o carinho que Deus tem por suas criaturas. Não só colocou no coração os sentimentos de felicidade, como avisou como se chega lá. O que temos a fazer inicialmente é descobrir essas Leis. Este é o segredo dos segredos maravilhosos.

Parece-lhe complicado?

Na sabedoria do Criador nada é complicado. Tudo é simples, simples, simples. E tudo é fácil. O sempre lembrado e citado filósofo grego Aristóteles disse:

"O bom é simples,
o mau é complexo".

As complicações ocorrem quando erramos o caminho ou quando não pusermos corretamente as premissas para que a Lei se manifeste. Se os alpinistas fossem escalar o pico do Everest pela primeira vez apenas contando com a própria boa vontade e coragem, será que chegariam lá? Tudo indica que errarão a trilha e terão que enfrentar abismos, noites geladas, perigos de queda, sofrimentos, e, possivelmente, a morte. Com um guia, com um sherpa, é só seguir as instruções. O guia oferece segurança, providencia os meios, segue ao lado, ensina. Deus não vem pessoalmente mostrar-nos a rota, usou a solução mais simples e singela: deu-nos um Guia seguro, que são as balizas indicativas do caminho. As Leis. Que sabedoria!

Se você não conhece as balizas ou não quer se orientar por elas, sabe o que vai acontecer?

AS LEIS QUE REGEM A VIDA HUMANA

Você está percebendo a intenção de concentrar o foco apenas nas Leis que regem a vida humana. Interessa-nos tão somente saber como percorreremos nosso caminho pessoal, único, sem nos perdermos nos labirintos do percurso. É evidente que nem todas as Leis foram descobertas, mas estas que vamos abordar são suficientes para que você realize a vida dos seus sonhos.

Esse mundo de regras e tradições que aparecem, desaparecem, se perdem no tempo, voltam, levam a algum lugar ou a lugar nenhum, será jogado para segundo plano, porque agora vem à pauta o que importa de verdade, o que conduz o ser humano à sua verdadeira trajetória.

As queixas, as surpresas desagradáveis, as situações pesadas, os descaminhos, a violência, os desenganos, desaparecerão.

Com o conhecimento das Leis que regem a vida humana, toda a ideologia que nos coloca num mundo volúvel, imprevisível, indecifrável e incontrolável, se esvai. As teses de que dependemos diretamente da boa vontade diária de Deus perdem sentido. Os medos de despencar num abismo existencial imprevisto, se desfazem. Os conceitos de que não sabemos o que nos espera e como acertar o destino caem por terra.

Uma nova visão da vida humana surge radiante como sol do amanhecer. É por isso que a jornada deste livro não é um ensaio qualquer, mas o desvendar do projeto divino para a criatura humana.

Bem, ao ler isto, imagino o susto e a reação dos que têm pronto um formato existencial carregado de crenças, opiniões e certezas pessoais contrárias a essas colocações. O choque será tão grande como se alguém lhe viesse contar sobre a vida na estrela Alpha Centauri. Mas esses confrontos de paradigmas são essenciais para a evolução. É isto que faz a caminhada bonita e surpreendente. É isto que nos anima a crer que a vida é muito melhor, mais agradável e mais simples do que a vã filosofia dos homens possa imaginar - plagiando um pouco Shakespeare.

Há milênios, muitas filosofias, teologias e crenças diminutivas vêm rebaixando a humanidade desde sua origem.

Dizem muitos, com alma compungida:

- Somos seres decaídos, extraviados, afetados pelo pecado original e tendentes à prática do mal que não queremos, ameaçados de sermos jogados numa fornalha dirigida por seres fantasmagóricos com patas de vaca, cornos de touro, fogo nas ventas e rabo de cavalo, chamados diabos.

Que ignorância! Quanta infantilidade! Para essas pessoas, Deus é um pobre coitado, fracassado no seus projetos, e dominado por esse ser inominável.

Dizer que o Criador fez os seres humanos com o mais alto propósito e imenso amor e depois viu seu projeto ruir logo em seguida, no nascedouro, pela astúcia de uma cobra, ou seja lá o que for, é a pior das crenças que se poderia suscitar. Um menosprezo à sabedoria e ao poder do Criador. Essa crença tão arraigada se chama popularmente de pecado original. Castigar toda a humanidade de todos os tempos por causa do equívoco de um casal que confundiu o bem com o mal, seria uma aberração, não condizente de forma alguma com a alegria e o prazer do Criador, que contemplou sua obra completa e viu que tudo era bom. E viu que tudo era bom – é o que diz o Gênesis.

Já no Antigo Testamento, Ezequiel fez a ponderação correta:

> *"E me veio mais uma vez a palavra do Senhor que disse: o que pretendes com o converter em provérbio esta parábola sobre a terra de Israel em que se diz: Os pais comeram as uvas em agraço (verdes) e os dentes dos filhos é que se acham botos (ásperos)? Assim como Eu sou – disse o Senhor Deus – não se passará mais ocasião de usar este provérbio em Israel. Eis que todas as almas são Minhas: assim como a alma do pai, também a alma do filho Me pertence; a alma que pecar, esta é que perecerá".*

Ezequiel, ainda:

> *"Diz o Senhor Deus: O filho não suportará a iniquidade do pai, nem o pai sofrerá pela iniquidade do filho; a probidade do justo recairá sobre ele e a impiedade do ímpio recairá sobre este. Mas se o ímpio renunciar todos os pecados que houver cometido e guardar*

os Meus preceitos, e fizer aquilo que é lícito e correto, ele certamente viverá e não perecerá". (Ezequiel, 28,1-19 e 20,21).

Ezequiel foi o terceiro entre os quatro maiores profetas.

Já que estamos falando em profetas, Jeremias também se manifestou:

"Naqueles dias não se ouvirá mais dizer: os pais comeram uvas verdes e os dentes dos filhos ficaram botos. Mas cada um morrerá por sua própria iniquidade; todo que comer uvas verdes, a este é que ficarão botos os dentes". (31,29-30).

Foi Paulo quem iniciou a interpretação do pecado original, corrente nas crenças cristãs:

"Porque, assim como por um homem veio a morte, também por um homem veio a ressurreição dos mortos. Pois como em Adão todos morrem, do mesmo modo em Cristo todos serão vivificados". (Coríntios, 15,21-22)

Por outro lado, Paulo se desmente e se contradiz, quando escreve:

> *"Não sabeis vós que sois o templo de Deus e que o Espírito de Deus habita em vós? Se alguém destruir o templo de Deus, Deus o destruirá; porque o templo de Deus, que sois vós, é santo. (1 Coríntios 16.17)".*

Prefiro me orientar por essa afirmação de Paulo.

Segundo me consta, a primeira exposição sistemática sobre o pecado original é de Agostinho de Hipona, no século IV. No entanto, foi o mesmo Agostinho quem escreveu, referindo-se a Deus:

> *"Eis que habitáveis em mim e*
> *eu lá fora a procurar-vos".*

Como podemos nos imaginar seres decaídos se temos Deus em nós?

E Agostinho também ponderou:

> *"Deus est intímior*
> *íntimo meo",*

quer dizer, Deus é mais íntimo ao homem que a própria intimidade humana. Segundo outra tradução, Deus é mais interior ao homem do que o próprio homem. Impressionante. Ele está dizendo que Deus é mais no homem do que o homem é em si mesmo. Na verdade, suas ideias de pecado original sequer foram acatadas pelo Cristianismo Oriental.

Jesus revelou a maravilhosa dimensão humana:

"Vós sois deuses".

E, ainda:

"O reino dos céus está dentro de vós mesmos".

E mais:

"Quanto ao poder, quem tem fé tudo pode".

Por essas deduções e pela lógica mais simples, não há como não admitir que Deus não é um fracassado. Dizer que ele criou alguém para ser uma coisa e acabou acontecendo o contrário é atribuir-lhe falta de inteligência, incapacidade de previsão, desinteresse e desleixo sobre o futuro da sua obra principal. Qualquer filosofia, por mais medíocre que seja, admitirá que o Criador tem sabedoria e capacidade de prever possíveis consequências. Deixar sua obra desconstruída logo de início seria insuportável falta de competência.

Mas, certos místicos, ascetas e teólogos, têm o vezo do catastrofismo e sempre deturpam e diminuem a grandeza do projeto divino. Parece que há certo prazer subjacente em sair pelo mundo a pregar que o homem é mau por natureza, incapaz de ser bom, não tem valor, é nada e pecado, frágil e destinado a uma vida desgraçada se não entrar numa redoma dotada de total proteção. Até alguns santos cometeram o áspero equívoco de negarem a presença divina no âmago do seu ser ao se dizerem: *"Sou nada, pecado, grão de areia, verme rastejante"*. Nem como gesto de humildade é aceitável. Apenas a ignorância justifica". Ou, melhor, explica.

O Criador não apenas fez com imenso amor a criatura de sua própria espécie, como lhe deu poder e sabedoria e liberdade para desfrutar a vida, não como robô, e sim como ser livre e feliz. E, ainda, para ajudá-lo a não se desviar do bom, do melhor, da felicidade e da autorrealização positiva e saudável, ofereceu-lhe as balizas essenciais para sempre acertar o caminho na sua viagem por este planeta tão lindo, tão lindo como o paraíso terrestre. As balizas são as Leis

Universais. E é dessas Leis que queremos tratar aqui.

Mas, apresso-me a avisar que não tenho pretensões de mudar o acervo de crenças de nenhuma doutrina e de ninguém. O que pretendo é oferecer minha visão deste lindo mundo de Deus.

O Criador pensou num ser de sua própria espécie, originário de seu gesto amoroso, para *"presidir a obra da Criação e dominar em toda terra"(Gênesis).* Todos os seres humanos somos originados dessa bondade divina e dotados de poder e sabedoria, além das qualidades inerentes ao homem feito à semelhança do Criador.

Jesus veio a este mundo para recolocar esta verdade, um tanto desviada e obscurecida, assim como para refazer a verdadeira ordem ditada por seu Pai celestial.

A descoberta de que a vida humana é regida por Leis Universais e não por critérios volúveis vindos de crenças ancestrais, faz uma reviravolta nos conceitos humanos existentes.

Até aqui é comum ouvir que tudo depende da boa vontade divina, por isso a pessoa deve meter-se em longas rezas, fazer penitência, cumprir rituais, a fim de sensibilizar a bondade de Deus. É bom lembrar novamente que em Deus não há privilegiados e nem atendimentos aleatórios.

"Deus não joga dados
com o universo" –
dizia Albert Einstein.

Aquela mente genial acreditava que era possível até prever o pensamento de Deus, já que estava tudo determinado. Só era necessário achar a fórmula correta.

Eu digo:

"A fórmula correta existe: São as Leis Universais que regem a vida e o universo".

Deus é justo, amoroso, bom e sapientíssimo. Simplificou tudo colocando a serviço da humanidade Leis pelas quais se sabe o resultado que se obterá infalivelmente. Apreensões, medos, dúvidas, incertezas, angústias, perdem a razão de ser quando são conhecidas as sinalizações que mostram o caminho certo.

Pode ser que você seja resistente a essa nova visão existencial. Nada anormal. Há verdades que precisam ser ponderadas.

Blaise Pascal, no entanto, avisou, certa

vez:

"Tudo que é incompreensível nem por isso deixa de existir".

Eu, particularmente, não estou preocupado em fazer você aceitar essa compreensão da relação entre o finito e o Infinito. Também não estou afoito para conquistar sua adesão. Nada disso está me movendo. Apenas estou colocando à sua disposição uma mensagem que, mais anos, menos anos, será compreendida. Isto ocorrerá, por certo, quando ocuparmos um estágio evolutivo mais alto. Se você compreender agora, maravilha!

DESVENDANDO AS LEIS

Há uma expressão bastante usada atualmente: "Direto ao ponto". É o que vamos fazer agora. Entraremos no universo mágico das Leis que regem a vida.

Já lhe expliquei que não conheço todas as Leis do Criador. Mas as que eu aprendi, quero passar-lhe carinhosamente. E são mais do que suficientes para indicar-lhe o que é necessário para acertar o caminho. Atente que acertar o caminho evita aborrecimentos, economiza tempo e traz satisfação.

O amor que tenho por mim é o amor que tenho por você. Por isso, passo-lhe tudo que aprendi e tudo que comprovei e pratico. Juntos palmilharemos esse mundo mágico e fantástico. E nossa caminhada será acolhida pelo Pai Criador com prazer e sorrisos satisfeitos, disso tenho certeza.

Apresso-me a repetir-lhe que não sou o descobridor dessas Leis. Muito menos o inventor delas. Muito menos ainda, um profeta. Isto seria grotesco. Uma idiotice total. As Leis existem desde que a Criação existe. O conhecimento vem a nós através da experiência, da pesquisa, da revelação e dos resultados.

Vários pensadores e sábios já descobriram ou intuíram algumas Leis divinas há muito tempo. Palmas a eles. O que me importa aqui é levá-las ao seu conhecimento para que desfrute dessa maravilha que tanto bem fez a mim e fará a você. Também, informo-lhe com prazer que pelo menos algumas dessas Leis você as conhece e pratica. Portanto, nem tudo tem o deslumbre da novidade.

Outra coisa: As Leis não serão colocadas

em ordem de valor ou precedência, até porque não creio que existam Leis divinas mais importantes e menos importantes.

PRIMEIRA

Lei de Causa e Efeito

O conhecimento desta Lei lhe indica o caminho exato para ser o que deseja ser. Se tudo que acontece está atrelado ao dueto causa-efeito, a conclusão lógica é que não existem acaso, sorte e azar.

Esta Lei é conhecida de todos. Quem não ouviu falar da *Lei de Causa e Efeito*? É tão simples e evidente, quanto sábia. Só que nem todos a levam a sério.

O enunciado é de fácil entendimento:

Toda causa produz o
efeito correspondente e
todo efeito é
resultado de sua causa.

Por outra, tudo que lhe acontece na vida é resultado de uma causa. Não existe efeito sem causa, nem causa sem efeito. Não há como mudar ou negar essa Lei.

Quando você se queixa a Deus ou culpa alguém dos males que lhe acontecem, está "chorando em túmulo errado", como diz a sabedoria. Sempre que você for a causa, o efeito deve necessariamente ser atribuído a si e não a outrem. Sempre que há um efeito em você, não busque a causa fora de si. Está triste? Não queira dizer que a causa está no Mar da Tranquilidade da lua.

Pelo efeito se conhece a causa e o causante. Por exemplo, se você está alegre, a alegria está em você, e como alegria é um efeito, consequentemente você é a causa da sua alegria. Ora, se mudar a causa, mudará o efeito.

Esmiuçando: Como dois contrários não podem subsistir, ou seja, como você não pode ser alegre e triste ao mesmo tempo, no momento em que criar alegria, será alegre e, portanto, já não será mais triste. Nada mais óbvio. Por falar em óbvio, Khalil Gibran, (1881-1930), aquele poeta, filósofo místico e escritor libanês, escreveu:

> *"O óbvio é aquilo que ninguém*
> *enxerga, até que alguém*
> *o expresse com simplicidade".*

Gostaria de salientar que o conhecimento

desta Lei lhe indica o caminho exato para ser o que deseja ser. Se tudo que acontece está atrelado ao dueto causa-efeito, a conclusão lógica é que não existem acaso, sorte e azar. Atribuir episódios da vida ao acaso ou ao azar é desconhecer a Lei.

Voltaire vislumbrou esta verdade, quando disse:

> *"Aquilo a que chamamos*
> *acaso não é, não pode deixar de ser,*
> *senão a causa ignorada de um*
> *efeito conhecido".*

Voltaire, cujo nome é François Marie Arouet, (1694-1778), foi escritor e filósofo iluminista francês.

Poderíamos fazer outras comparações, mas o conhecimento das demais Leis vai completando as elucidações.

SEGUNDA

Lei do retorno

Aqui se faz, aqui se colhe; aqui se faz, aqui se paga. O que você envia, retorna com mais força. O mundo de Deus é justo. Sempre justo. Todas as Leis infinitas sempre se autocumprem.

Eis uma Lei tão verdadeira e imutável quanto fascinante.

Lei do Retorno:

"Todo bem e
todo mal que você
pensa, fala,
deseja ou faz a alguém,
acontece em primeiro lugar em
você e retorna multiplicado".

Se você fizer o bem a outrem, estará inundado com os benefícios e a energia deste bem. Se fizer o mal ao próximo, será submergido nas ondas do mesmo mal. Muitos dizem que só praticaram o bem e, no entanto, colheram problemas e sofrimentos, enquanto outros só fizeram o mal, enganaram as pessoas, praticaram violência, roubos e corrupção, e vivem num mar de rosas. Impossível. Aqui se faz, aqui se colhe; aqui se faz, aqui se paga. O que você envia, retorna com mais força. O mundo de Deus é justo. Sempre justo. Todas as Leis infinitas sempre se autocumprem, já foi dito.

O bem pensado e desejado a alguém, inicialmente é processado no próprio subconsciente, e, ato contínuo, se dirige ao indivíduo ao qual é destinado. A pessoa, ao pensar ou desejar, cria em si mesma a matriz desse pensamento. Esta matriz permanece na mente que a criou. Exemplo: Você não pode ofender alguém sem que seja marcado e atingido por esta ofensa. Ela nasceu em você, portanto está enraizada em você. Mas é dirigida a alguém. Ora, ninguém deseja para si o conteúdo da ofensa ou do mal; logo a rechaça, consciente ou inconscientemente, e então se dá o retorno, que atinge o ofensor duramente, com força multiplicada. Este processo funciona independente do conhecimento de uma e outra parte. A Lei age por si mesma. Com isso, fica claro que é impossível alguém fazer o mal e colher o bem.

Se quisermos o envolvimento de boas energias e atrair o bem, só existe um caminho. Na verdade, somos feitos unicamente para o bem.

Jesus, sabedor das Leis, recomendou:

"Tudo quanto,
pois, quereis que os
homens vos
façam, assim fazei-o
vós também a eles, porque
esta é a Lei e os Profetas".
(Mt,7,12)

O confucionismo, cerca de quinhentos anos antes do Cristo, se apercebera desta sabedoria:

"Não faça aos
outros o que não quer que façam a
você".

O budismo ensina:

"Não trates os
outros de maneira
que tu próprio achas que
te feriria".

A Lei do Retorno é mais abrangente:

"Tudo que você
fizer a alguém acontece
em primeiro lugar em
você e retorna multiplicado".

Muitas conclusões podem ser extraídas desta Lei. Por exemplo: Quem ama será amado. Quem odeia será odiado. Quem procura a paz receberá a paz. Quem sorri atrai sorrisos.

Há um ditado muito conhecido que pode ser aplicado aqui:

"Quem com ferro fere
com ferro será ferido".

A bíblia, em Oséias, (8,7), diz:

"Quem semeia vento
colhe tempestade".

No salmo 42,7, o escritor sagrado avisa:

"Abismo atrai abismo".

Muitos praticam a vingança. Vingar-se é querer revidar o mal que o outro praticou: ele fez, ele receberá o troco. Dá a impressão de que se trata do cumprimento da Lei do Retorno.

Nada disso. Puro engano. A Lei do Retorno ferirá o vingador com toda a força da multiplicação do mal.

Confúcio já alertava:

> *"Antes de sair em busca de vingança, cave duas covas".*

Os especialistas chamam a atenção das pessoas sobre os efeitos das emoções negativas, como raiva, ódio, agressividades, ofensas, insultos, violências e mágoas. O Dr Elmer Gates, (1859 – 1923), foi um americano cientista e inventor. Recolhia tubos de hálito de homens normais em diferentes estados de humor e tratava-o com iodeto de rodopsina. Assim descobriu que se a pessoa se achava, na ocasião, num estado de espírito sereno, não se formava no tubo precipitação alguma. Mas, se estava com raiva ou com remorso, formava-se uma precipitação colorida. Inoculada em homens ou animais, essa precipitação provocava irritação ou mal-estar.

> *"Minhas experiências* – concluiu o Dr Gates – *provam que o ódio, a raiva, a tristeza, o remorso, e todas as demais emoções depressivas produzem no organismo compostos perigosos, alguns dos quais extremamente tóxi-*

cos. Ao contrário, as emoções agradáveis têm valor nutritivo e aumentam a energia vital".

O que quero dizer com isso é que essas emoções negativas são direcionadas a alguém, no entanto o prejuízo atinge, antes de tudo, a própria pessoa.

É quase normal ver indivíduos praticarem o mal com total desconhecimento das consequências nefastas que colherão por força da Lei. Qualquer ser inteligente, que conheça a Lei, perceberá que não tem nenhuma vantagem praticar o mal contra quem quer que seja. E terá todas as vantagens em fazer o bem e somente o bem. Foi por isso que Jesus recomendou amar até os inimigos, pois, se os odiar, o ódio retorna, como bumerangue, contra a própria pessoa.

Um dia, me contaram esta história:

O garoto chegou até o pai e disse-lhe:

- Pai, encontrei uma carteira cheia de dinheiro. Tem o nome do dono. Devo devolvê-la ou posso gastar o dinheiro?

- Pode gastar todo dinheiro, aproveitar para comprar o que quiser. Você achou, o dinheiro é seu. O dono que se dane.

O garoto gastou todo o dinheiro, comprou coisas, chocolates, brinquedos, celular, bola de futebol, enfim aproveitou até o último centavo.

Dias depois, o pai lembrou-se do caso e perguntou ao garoto.

- Filho, afinal de quem era aquela carteira que você disse que tinha dono?

- A carteira era tua, pai.

Esta piada pode servir de lição. Não faça ao outro o que não quer que o outro faça a você, porque a Lei do Retorno funciona sempre.

TERCEIRA

Tudo que remói cresce Ou a Lei da repetição

Tudo que remói cresce. Crescendo, se torna poder. Poder do bem ou poder do mal. Poder do bem constrói, poder do mal destrói.

É muito importante levar em consideração a *Lei de que Tudo que Remói Cresce.* Ela funciona tanto para o bem quanto para o mal. Quando você remói pensamentos positivos, eles se reforçam e acabam formando hábito existencial. O apóstolo Paulo, na sua carta aos filipenses, recomendara:

"Finalmente, irmãos,
tudo o que for
verdadeiro, tudo o
que for nobre,
tudo o que for
correto, tudo o que
for puro, tudo o que
for amável, tudo

o que for de boa
fama, se houver
algo de excelente ou
digno de louvor,
pensem nessas
coisas". (4,8).

Pensem nestas coisas. Pensem nestas coisas excelentes, de boa fama, dignas de louvor. Aí está. Pensar e repensar é fazer a ideia fluir e refluir na mente.

Às vezes, este remoer acontece por força de um sentimento ou de um impacto emocional. Quando, por exemplo, você mantém a mente ligada na pessoa amada, esse sentimento flui e reflui constantemente, e esta ação mental torna a ideia e o sentimento fortes e poderosos. O amor fortalece o amor. Mas, também, quando ocorre separação ou divórcio, se ficar remoendo e remoendo, as emoções ganharão força e você acabará impelido, ou impelida, a procurar o outro e suplicar, ameaçar, ofender, acusar, até mesmo a cometer idiotice inominável. Precisa evitar a fixação causada pelo remordimento interior. Substitua o pensamento e o sentimento. Amor não se implora nem se exige. Ou é ou não é. Pode ser aperfeiçoado, intensificado, iluminado, isto sim. Se alguém foi embora, abra o seu coração para o Amor que virá. Sem perda de tempo. Nada é insubstituível. Se você for pessoa positiva, esqueça este acidente de percurso e abra o seu coração, que outro Amor maior virá. Pode acreditar. Se ofenderam você, afaste a emoção, caso contrário ficará remoendo a mágoa a ponto de causar-se ferida psicológica que, por força de outra Lei, produzirá doença física, até mesmo câncer.

Já pensou que o ciúme faz parte da Lei de que tudo que remói cresce? Ao contrário do que muitos pensam, ciúme não tem nenhuma pontinha de amor. Mas afirmam por aí que um pouco de ciúme é bom. Só se para você um pouco de dor de cabeça é bom, um pouco de taquicardia é bom, um pouco de tristeza é bom, um pouco de inflamação é bom. Limpe-se de tudo que não faz bem, antes que o mal cresça e engula você. Ciúme é ciúme, amor é amor. O ciúme faz você pensar e desconfiar, pensar e desconfiar, pensar e imaginar o pior, pensar e exigir explicações, pensar e fazer emboscada ridícula, às vezes chegando ao ponto inadmissível de convocar detetive particular. Agindo dessa forma, sabe quando superará o ciúme? Nunca. Sabe quando melhorará a relação? Nunca. Tudo que remói cresce. O ciúme, na verdade, olha com a mente desfocada, por isso enxerga o que não é. Ou, como escreveu Camilo Castelo Branco:

> *"O ciúme vê com lentes*
> *que fazem grandes as*
> *coisas pequenas,*
> *gigantes os anões,*
> *verdades as suspeitas".*

Camilo, (1825-1890), foi romancista, crítico, dramaturgo, poeta e historiador português.

O ciumento está na contramão do mundo liberal de hoje, porque age como proprietário da pessoa com a qual convive.

Tudo que remói cresce. Mude de atitude decididamente, caso contrário sua vida se tornará um inferno. Mude agora mesmo. Decisão férrea.

Pense:

> *"Eu sou feliz, autoconfiante, sou*
> *amor e irradio amor ao fulano*
> *(à fulana). Eu sou eu, você é*
> *você, e o nosso amor cresce*
> *cada vez mais*
> *saudável e iluminado".*

Repita, repita, que a ideia cresce e se torna verdade no seu subconsciente.

É comum a pessoa sofrer um fracasso e afundar a mente nessa desdita. Relembre: Tudo que remói cresce. Fracassos são importantes ensinamentos positivos. O fracasso faz você acertar o caminho. Acertando o caminho, mesmo que tenha que recomeçar do zero, seu crescimento será mais rápido e mais completo. Remoa positivamente a sua nova meta. Mantenha-a no topo da mente e tenha certeza de que dará certo.

Se consquistou avanço financeiro, remoa feliz essa vitória, torne-a parte de sua personalidade, e verá que uma conquista puxará outra, porque tudo que remói cresce. Faça bom uso positivo e feliz da Lei da Repetição benfazeja. Remoa os fatos agradáveis, os sucessos alcançados, as vitórias conquistadas, os ensinamentos benéficos, as alegrias desejadas, as crenças animadoras, os desejos acalentados.

Tudo que remói cresce. Crescendo, se torna poder. Poder do bem ou poder do mal. Poder do bem constrói, poder do mal destrói. É o que acontece, porque ninguém conseguirá burlar a Lei.

QUARTA

Lei da substituição

Esta é uma Lei importante. Substitua os pensamentos negativos por pensamentos positivos. É uma operação simples, que ocorre sem conflito e sem luta. Mude as crenças e pesadelos nefastos por crenças benéficas, por uma visão maravilhosa de Deus, por sentimentos de proteção divina.

A Lei da Substituição complementa a anterior. Maravilha. Avisa que não se vence um pensamento negativo arraigado lutando contra ele, mas o substituindo pelo pensamento contrário. Não fique dizendo e repetindo que não quer pensar assim, que não quer ser assim, que não quer viver assim, pois estará reforçando o pensamento indesejado. Por exemplo, quanto mais você disser "Não quero pensar no ex-namorado", mais pensará nele. Cada vez que repetir o nome, mesmo que seja para expulsá-lo de si, mais o fixará na mente. Se eu lhe disser: "Não pense num limão", imediatamente surgirá a imagem do limão, não é verdade? Você não conseguirá deixar de pensar no limão criando uma frase com a palavra limão. Se pensar e repetir: "Nunca mais vou tomar cachaça", notará que a imagem da cachaça virá sempre à tona e, pela Lei da Repetição, mandará a imagem da cachaça ao subconsciente. Acontecerá o contrário do que pretende.

Quanto mais você disser: "Estou falido", mais reforçará a situação. Substitua:

"Estou mergulhado na abundância infinita e daqui para frente meus caminhos me conduzirão à prosperidade". Ou simplesmente: *"Eu sou uma pessoa próspera e de sucesso".*

Não combata contra o mal, promova o bem. Não fale do diabo, fale de Deus. Não diga que o mundo é mau, insista que o mundo de Deus é bom.

A única maneira de se livrar de um hábito nocivo é substituir a imagem nociva por uma imagem positiva contrária. O que não é dito nem pensado não será lembrado. O que for dito e pensado será lembrado e se dirigirá ao subconsciente como uma ordem, que, por sinal, será cumprida.

Não diga: "Não quero ser triste", pois assim estará revivendo a ideia e imagem da tristeza. Esse desconhecimento da Lei da Substituição torna difícil libertar-se de problemas ou ideias fixadas.

Por que muitas pessoas não conseguem deixar de sofrer a morte de um ente querido? Tem gente que continua se dilacerando pela perda de uma pessoa amada, mesmo passados dez anos. É necessário saber que o luto persistente abala o sistema imunológico, tira a alegria de viver, afunda na depressão e é caminho para o câncer. Mas essas pessoas não têm culpa, pois não sabem que, quanto mais lembrarem o falecido, mais vivo na memória ele estará, mais tristezas sobrevirão.

Uma senhora me disse:

- Reconheço que devo parar de pensar no meu marido falecido, pois só me dá tristeza. Só que, quanto mais quero esquecê-lo, mais ele se fixa na minha memória.

- Exatamente – respondi-lhe. – Quanto mais você luta para esquecer o marido, mais o recordará, pois é assim que funciona a mente. Substituir não é lutar contra, mas pensar o contrário.

ESTRATÉGIAS PARA AFASTAR A LEMBRANÇA TRISTE DO FALECIDO

A *primeira estratégia* é retirar da visão as fotos e pertences que lembram o falecido. Se não quiser se desfazer, guarde tudo num baú e deixe lá no fundo do sótão. Se achar bom, afixe no mesmo lugar quadros de paisagens ensoladas e radiantes. As vestimentas, dê-as aos pobres, que, além de tudo, estará fazendo uma boa obra.

Segunda estratégia: Feito isso, projete nova vida, atividades benéficas, convivências alegres, leituras agradáveis, orações positivas, cantos de louvor, frequência a igrejas que levantam o astral. Já que falei em igrejas, sugiro que deixe de frequentar pregadores que colocam você contra o mundo e o fazem combatente incansável contra as legiões do inferno e os aluviões de pecados. Quanto mais eles combatem contra o mal, mais inculcam o mal na mente das pessoas. Ficar assustando com diabos, possessões, exorcismos, tentações, fraquezas humanas, pecados, males do mundo, medos, ameaças, condenações, obrigações, é amarrar as pessoas em fixações obscuras, perturbadoras, distantes da boa mensagem cristã ou budista. É lindo sair de uma igreja com a alma inundada de alegria, de paz de espírito, de felicidade, de amor, de gratidão. É lindo ouvir sobre a bondade de Deus, um Pai amoroso que só quer o bem-estar de seus filhos. É agradável deixar o templo com as palavras do Cristo: "Vim para que tenhais vida e vida em abundância". Ocorrem por aí pregações pesadas, transmitidas por rostos carregados, que colocam o ouvinte a um passo do portão do inferno. É só resvalar que cairá diretamente na fornalha ardente. Ao invés da alegria saudável buscada na palavra de Luz, recebem um empurrão para a depressão e o desprezo da vida. Às vezes, oferecem com mau humor um Deus mal-humorado, de mal com a humanidade. Substitua. Substitua. Busque energias positivas, chegue à Luz, encontre um Deus maravilhoso, benigno e compassivo, que a todos acolhe e que nos ama não pelo que somos, mas por ser quem ele é.

Lei da Substituição. Esta é a grande Lei. Substitua os pensamentos negativos por pensamentos positivos. É uma operação simples, que ocorre sem conflito e sem luta. Mude as crenças e pesadelos nefastos por crenças benéficas, por uma visão maravilhosa de Deus, por sentimentos de proteção divina. Inicialmente, pode parecer difícil. A repetição tornará fácil. Quando assomar uma ideia ou imagem indesejável, sem qualquer esforço pense outra coisa boa. Substitua. Faça sempre assim e logo, logo, se dará conta de que é outra pessoa, mais leve, mais aberta, mais irradiante, mais feliz.

QUINTA

Lei

da

mente

A mente consciente é o poder criador - a mente subconsciente é o poder executivo. O mundo que for criado na mente busca a autorrealização física. Por isso, somos o que pensamos.

Anote:

"O mundo que se cria na mente consciente é o mundo acatado pela mente subconsciente; e o mundo da mente subconsciente faz a realidade do mundo criado pela mente consciente".

Simplificando: A mente consciente cria, o subconsciente materializa.

- Qual é o universo da mente consciente criadora?

– O pensamento, o sentimento, a palavra, a ideia, a imaginação, o desejo, a oração, o canto, o elogio, o ódio, a raiva, a frustração, o projeto, o ideal, o sonho, a meditação, a reflexão, enfim tudo que passa pelo consciente. A mente consciente é a mente criadora, racional, analítica, objetiva. A mente subconsciente é o executivo.

Mente positiva – vida positiva.

Mente negativa – vida negativa.

Mente pobre – vida pobre.

Mente alegre – vida alegre.

Assim é e assim será.

No outro dia, estava lendo uma obra de Emmet Fox e ele explicava a Lei da Atividade Subconsciente:

> *"Tão logo o subconsciente aceita uma ideia qualquer, começa imediatamente a tentar executá-la. Usa todos os seus recursos (que são bem maiores de que normalmente se supõe) para tal finalidade".*

Mais adiante completa:

> *"Disso decorre que a única coisa que temos a fazer é conseguir com que o subconsciente aceite a ideia que queremos que seja reproduzida, e essas leis da natureza farão o resto, nos*

darão o corpo sadio, as circunstâncias harmoniosas, a carreira bem-sucedida. Nós damos as ordens, o subconsciente faz o serviço".

Emmet Fox, (1886-1951), foi um dos mais influentes escritores, dos começos do século vinte, sobre espiritualidade. Oito livros.

Joseph Murphy, (1898-1981), autor de 36 livros sobre os poderes inerentes ao ser humano, escreveu:

"Nas profundezas do seu subconsciente, a espera de se expandir e de se expressar, há uma sabedoria infinita, há um poder infinito, há um estoque ilimitado de tudo o que é necessário para uma vida perfeita". (O Poder do Subconsciente)

Murphy tem também esta magnífica colocação:

"Em sua opinião, qual é o maior
segredo de todas as épocas? O
segredo da energia atômica?
Da energia termonuclear? Da
bomba de neutrônio? Não,

nenhum desses.

Qual é, então, este grande mistério? Onde se pode encontrá-lo, estabelecer contato e pô-lo em ação? A resposta é extraordinariamente simples. Esse mistério é o maravilhoso poder de operar milagres que você encontra em sua mente subconsciente, o último lugar onde a maioria das pessoas o procura".

Para fortalecer a compreensão desta Lei, cito William James, norte-americano, (1842-1910), um dos grandes nomes da psicologia moderna e importante filósofo ligado ao Pragmatismo:

"A maior descoberta da minha geração é que seres humanos, alterando suas atitudes mentais, podem alterar a sua vida. Da maneira que pensarmos assim seremos".

Vou fechar este capítulo com uma frase

atribuída a Buda:

> *"Tudo que somos é resultado do que temos pensado. Baseia-se sobre os nossos pensamentos e é feito dos nossos pensamentos".*

Mas o ponto final fica para Jesus:

> *"Pedi e dar-se-vos-á, porque todo aquele que pede recebe".*

Significa que tudo que for manifestado na mente terá sempre a resposta correspondente.

SEXTA

Lei

do

amor

O amor tudo consegue e tudo pode. É a mais poderosa energia criadora e a mais elevada Lei que existe nos céus e na terra.

O amor é a energia do Bem. Não há como existir vida se não contiver a substância do amor. É a essência de tudo. A Lei Maior.

A Lei do Amor estabelece a harmonia universal.

Sem a vigência da Lei do Amor, o mundo desaba. O ser humano se apaga.

Existem imensas formas de traçar a ordem humana: conselhos, leis, obrigações, regras, determinações, disciplinas, imposições, guerras, violências, tiranias, força bruta, mas só funcionam as que se fundamentam na Lei absoluta: o amor.

E o amor, na sua expansão mais larga, recebe nomes maravilhosos, como compaixão, misericórdia, compreensão, bondade, generosidade, tolerância, solidariedade, carinho, acolhimento, abrigo, perdão, paz, fraternidade e caridade.

E o amor, na sua imersão humana, faz o corpo entrar em estado de excelência, saúde e juventude.

E o amor, na sua ação física, libera hormônios prazerosos: endorfina, oxitocina, opiamina, dopamina, dietilamina.

E o amor, na sua sublimação mais alta, faz a alma cantar, extasiada, louvores ao Criador.

E o amor, na sua energia criadora, multiplica todas as dimensões da vida.

Com certeza, essa verdade fez o grande filósofo, teólogo, escritor e pensador Santo Agostinho dizer:

"Ama e faze o que quiseres".

Onde não há amor há escuridão; escuridão é ausência de luz; e ausência de luz é a morte.

Neste momento, penso que é mais do que oportuno citar a sabedoria do Mestre, pois ele foi muito claro e incisivo ao ensinar que o amor é Lei única, absoluta, superior, divina, da qual todas as demais procedem. E culminou pontificando que o amor engloba tudo, é a síntese de todas as leis e de todos os ensinamentos dos profetas.

A Lei do Amor, segundo Jesus, faz uma trilogia:

Amar a Deus,
a si mesmo,
e ao próximo.

Amar a Deus significa voltar-se prazerosamente ao Criador. E a maneira mais simples de se voltar ao Criador é se voltar a todas as criaturas, já que todos os seres são manifestações do amor do Criador.

Amar a Deus é amar a vida, amar os pássaros, os animais, as plantas, as estrelas, o mar, os rios, os lagos, as montanhas, os vales, tudo.

Amar a Deus é respirar eflúvios transcendentais.

Amar a Deus é ter o coração grato pela

existência.

Amar ao próximo é decorrência natural, pois todos somos uno no Um. Você não pode amar o outro sem que esse amor reflua para si. E não pode agredir o outro sem que a agressão reflua para si. Daí que só existe um caminho horizontal: amar ao próximo. Ainda que tenha sido prejudicado por alguém, a essência desse alguém é divina e na divindade só há amor.

Ame o amor que no próximo existe.

Ame o Deus que habita o coração do outro.

Ame o outro porque ele é expansão de você.

A violência, a maldade, a insensatez, não são a verdadeira realidade do outro, mas incorporações estranhas. São encostos que ele precisa descarregar. São encostos que você não precisa amar, pois não fazem parte essencial do outro.

Diz o ditado que quem vê cara não vê coração. Vá além das circunstâncias que se manifestam no outro e procure chegar àquele âmago divino que nos faz irmãos e que nos faz uno. E se você não conseguir manifestar sua verdadeira identidade, que é amor, volte à sua casa interior e se deslumbrará com o mundo bom que lá existe. Perceberá que sua realidade é amor. E que expressar amor é prazeroso. Então, entenderá o que Jesus ensinou:

> *"Tudo que quereis que os*
> *homens vos façam, fazei-o*
> *também a eles,*
> *pois é nisso que consistem*
> *a Lei e os Profetas".*
> *(Mt 7,12).*

Aí está a Lei que dispensa todas as constituições nacionais e os calhamaços de códigos e regras de conduta humana.

Aqui cabe uma frase que colhi do médico e pensador francês Alexis Carrel:

> *"Só o amor é capaz de*
> *criar nas sociedades*
> *humanas a ordem que o*
> *instinto estabeleceu há*
> *milhares de anos no mundo das*
> *formigas e das abelhas."*

Carrel, (1873-1944), recebeu, em 1912, o Prêmio Nobel de Medicina e criou a *Fundação Francesa para o Estudo dos Problemas Humanos.*

Por falar na verdade de que o amor é a grande aposta do Criador sobre a terra, conforme o próprio Jesus o revelou, lembro aqui um sonho também acalentado por Gandhi:

> *"Dai-me um povo que acredita*
> *no amor e vereis a felicidade*
> *sobre a Terra".*

Amar-se a si mesmo. O ponto de partida para que esse mundo de amor aconteça é o próprio ser humano em si mesmo. Se existir a criatura humana centrada no amor, existirá sociedade boa, Igreja boa, Instituição boa, humanidade boa, família boa, nação boa, governo bom.

A sociedade é a soma de indivíduos. Significa que a base é o indivíduo. Tudo, em última análise, depende do indivíduo. Só mudará a sociedade se mudar o indivíduo. Só haverá família maravilhosa se houver familiares maravilhosos.

Amar-se a si mesmo. Para Jesus – o pregoeiro máximo do amor – alguém conseguirá amar a Deus e ao próximo se amar-se a si mesmo: Amarás a Deus e ao próximo como a ti mesmo. Como a ti mesmo.

Muitos psicólogos, ascetas e espiritualistas não perceberam que Jesus colocou *"como a ti mesmo"* no final da frase porque amar-se a si mesmo é fundamental, já que ninguém pode dar o que não tem. Assim como você se ama a si mesmo, assim amará a Deus e ao próximo. O amor que há em você se expressará em Deus e no próximo. Mas a interpretação apressada fez com que fossem reconhecidos apenas dois personagens na Lei do Amor: Deus e o próximo. Certos pregadores passaram a valorizar apenas esses dois personagens. Em razão dessa interpretação, muitos ascetas severos se voltaram contra si mesmos, impondo-se flagelos, sacrifícios e cargas pesadas, porque importava desprezar o eu e entregar-se a Deus e ao próximo. Como se isso fosse possível. Como uma criatura poderá amar a Deus e ao próximo se não existe amor nela? Como você poderá oferecer uma taça de vinho ao amigo se não há vinho na taça?

Amar-se a si mesmo é reconhecer-se filho de Deus, imagem e semelhança divina, obra-prima do Criador.

Amar-se a si mesmo é respeitar esta criatura maravilhosa – que é você.

Amar-se a si mesmo é acreditar em si.

Amar-se a si mesmo é sentir vontade de tornar o mundo melhor, porque reconhece que o mundo é parte de si.

Amar-se a si mesmo é ser feliz e irradiar felicidade.

Amar-se a si mesmo é amar o todo do ser humano: mente-coração-espírito-corpo. Como disse antes, muitos ascetas pensaram que o corpo não fazia parte do amor, pelo contrário, seria obstáculo para amar a Deus e ao próximo. Pior ainda, admitiam que o corpo era culpado pelos desmandos da pessoa. Então, a conclusão foi decorrente: É preciso castigar e oprimir o corpo. Ele, coitado, levando as culpas, por isso merecendo castigos em forma de flagelos e jejuns e sacrifícios. Não percebiam que o corpo é parte essencial da vida humana neste planeta e que, o destruindo, a pessoa destrói-se a si mesma.

A LEI DO AMOR

É triste chegar à conclusão de que pouca gente entendeu a profundidade e a essência do amor. Pouca gente se deu conta de que sem amor o mundo é um caos de ignomínias.

E porque não foi compreendida a essência do amor, ei-lo relegado a mera força de expressão, a um simbolismo bonito e encantador.

E fazem-se poemas, filmes épicos, discursos apoteóticos ao amor, para exaltar o coração e destilar emoções, nada mais.

Palavras de amor em pregações e literaturas se tornaram, no mais das vezes, apenas lindos fogos de artifício para o deleite emocional. Na vida prática, o vazio foi compensado com leis, obrigações, regras, imposições, castigos, ameaças e abusos de poder.

Jesus mostrou-se o sábio por excelência ao revelar que só existe um caminho para o indivíduo e para a humanidade como um todo: o amor. Se adotada esta verdade, poder-se-ia dispensar as demais leis e profecias, segundo ele. Mas, será que há alguma religião que tenha assumido plenamente esta verdade do Mestre, aplicando-a na vida com a coragem de abolir as demais leis e profecias? Está bem, vamos concordar que nem todos agiriam conforme esta Lei maior e então a confusão se estabeleceria. Mas uma instituição religiosa não tem compromisso imediato com a ordem social, com os deveres obrigatórios dos cidadãos, com as imposições políticas e de segurança pública, por isso teria todas as condições de oferecer ao seu rebanho, como modelo de vida, a Lei do amor, apenas a Lei do amor, ou seja, o amor destituído de muletas, penduricalhos e substitutivos. Utopia? Será que Jesus veio propor utopias? Ou veio ensinar o Caminho, a Verdade e a Vida?

– Onde está o Caminho?

– No amor.

– Onde a Verdade?

– No amor.

– Onde a Vida?

– No amor.

Quase todas as instituições e congregações religiosas exigem do candidato três votos: "obediência, castidade e pobreza".

Você poderia perguntar: Vale algum mérito obedecer sem amor? Cumprir castidade sem amor? Ser pobre sem amor? Então, pelo visto, mais sábio e mais abrangente seria o candidato prometer tão somente fazer da sua vida e da sua presença na instituição e no mundo uma presença de amor. Só isso. E isso é mais do que esses votos exigidos. E isso é tudo.

Posso concordar com você que ainda não há compreensão do amor em sua dimensão total como o via Jesus ao desejar que o mundo seja um Reino de Amor. Mas pode-se começar com experiências em Instituições religiosas, nas comunidades eclesiais, enfim nas igrejas, que são lugares onde o amor é mais valorizado e propagado.

Por fim, é necessário acrescentar algo extremamente importante: Não existe amor sem liberdade. Por mais assustador que seja este dueto humano, é aí que fica a plenitude. E é aí que é derramada água fria na fervura, porque a liberdade atemoriza. Então, provavelmente, a Lei Maior do Amor será deixada para quando Deus quiser.

Mas nada impede você e eu imaginarmos como seria lindo viver num mundo de amor.

E buscarmos esta prática.

SÉTIMA

Lei da prosperidade

Esta é uma Lei universal. E toda Lei universal é imutável e infalível. Envolva-se nesta verdade. Abençoe a prodigalidade e a generosidade do Criador e coloque com fé as premissas para que o resultado almejado se materialize.

A Lei da Prosperidade é expressada por um enunciado muito simples:

O mundo que se cria
na mente torna-
se realidade física.

O Mestre sancionou esta Lei:

"Vim para que tenhais
vida e vida em
abundância".

***

"Se o vosso Pai Celestial dá
de comer às aves do céu e

dá de vestir aos lírios do
campo, quanto mais a
vós que sois seus filhos".

***

"Qual é o pai que tendo o
filho pedido um pão
vai lhe dar uma pedra? Ou se lhe pedir um peixe vai lhe dar uma serpente? Ou se pedir um ovo vai lhe dar um escorpião?
Se vós, que sois maus,
sabeis dar coisas
boas a vossos filhos, quanto
mais vosso Pai Celestial vos dará tudo que haveis mister".

***

Todos os que entendem o funcionamento da mente sabem que antes de existir o mundo material deve existir o mundo mental. Isso desde sempre, inclusive desde o ato da Criação: *Faça-se – e o mundo foi feito.* Primeiro o Faça-se, depois a realidade. O mundo material nada mais é que a materialização do mundo mental. O criador existe antes do criado.

Tudo que você conseguiu até hoje, nasceu na mente de alguém. Basta olhar para os pertences da sua casa e verá que, antes de eles estarem lá, alguém os pensou. E você faz parte desse alguém.

O mundo das formas é o revestimento da substância mental. Ou acha você que a casa existiu antes de quem a projetou? Este livro fez o autor ou foi o autor que fez este livro?

Enfim, tudo que ocorre na mente tende a se materializar. Deste conhecimento surgem luzes que iluminam sua vida: Quem pensa pobreza, carência e dificuldades financeiras, não será rico, pelo simples fato de que o pensamento busca sua própria materialização.

Quem acha que não tem condições, que é um ser dependente, que necessita de bolsa-família, de bolsa-desemprego, quem possui a mentalidade do ladrão, do explorador, do que luta para extorquir de quem quer que seja - é bom se dar conta de que está sendo derrotado por si mesmo. De mais a mais, é sabida a verdade de que o descaminho não leva ao caminho.

Reportando-me ao pensamento acima, não estou dizendo que se deva deixar o mendigo à própria sorte. Mas a esmola só tem razão de ser enquanto ajuda o próximo a sair desta situação. A sair, não a permanecer.

Aqui vale repetir a sabedoria de Pitágoras:

> *"Ajuda teu semelhante a*
> *levantar a carga, mas não*
> *a carregues".*

Pitágoras, (570aC-495aC.), foi um filósofo, metafísico e matemático grego.

Dar casa, comida e assistência ao preguiçoso é chafurdá-lo na inutilidade. Carregar o ignorante no colo e dar-lhe assistência material perene é maldade para com o próprio ignorante. A solução é oferecer-lhe condições para estudar e conseguir dar os primeiros passos à frente por si mesmo. Deixá-lo na precariedade e dependência é roubar-lhe a dignidade e vertê-lo à vida animal.

Lembre Pitágoras:

> *"Ajuda teu semelhante a levantar a carga, mas não a carregues".*

Quando um governo teima em dar pão sem tirar o cidadão da miséria e sem projetá-lo a uma vida digna, é mal-intencionado. É demagógico. A esmola deve ser uma forma emergencial para tirar o semelhante de situação insustentável. O passo imediato, ou concomitante, é mostrar que nele está o talento, o poder e a capacidade de vencer na vida. Manter o próximo na desgraça merece a maldição divina.

Você, que está em situação precária, peça orientação, apoio, condições e recursos para iniciar a vida dos seus sonhos. Basta que lhe ajudem a levantar a carga, que o resto você fará.

Mas o passo fundamental para ter vez na caminhada humana é descobrir o Poder interior e saber sobre o poder da fé que move montanhas. Principalmente, conhecer a Lei da prosperidade. Este é o segredo do sucesso existencial. Bilhões de pessoas que viviam abaixo da linha de pobreza hoje fazem parte dos milionários. Conheci imensidades de indivíduos, alguns até pedintes e favelados, que conheceram o poder e a sabedoria neles inerente e foram crescendo até mais rápido do que imaginavam.

Vale aqui dizer que a ignorância é a mãe de todos os males. Não estou falando do ignorante, mas da ignorância em que ele se encontra.

O filósofo Sócrates ensinava:

> *"Existe apenas um bem, o saber; e apenas um mal, a ignorância".*

Talvez você ache que estudar é caro, mas muito mais cara é a ignorância: acarreta-lhe muitas perdas, muitos prejuízos, muitas atitudes erradas, que pesarão demais no seu bolso.

Uma das piores coisas é o ignorante achar que não é ignorante: ele mesmo bloqueia os caminhos da sua redenção e do seu sucesso. E existe muita gente com esse vezo.

HÁ RIQUEZA PARA TODOS?

Talvez você se pergunte se existe riqueza para todos. Não só existe como é direito de todo ser humano partilhar as riquezas criadas por Deus. Todos somos herdeiros das riquezas materiais colocadas à nossa disposição.

- Então – perguntará você – por que tantos pobres no mundo?

Porque há um dom concedido pelo Criador que faz a diferença: chama-se liberdade. E um mal, que se chama ignorância. Deus não vai enfiar riqueza goela abaixo de ninguém, porque respeita o dom da liberdade concedido à criatura humana. Ele ensinou a forma de participar das riquezas: exercer o poder criador imanente.

Apossar-se da Lei da Prosperidade. Você tem à disposição as riquezas do mundo e a forma de obtê-las é o ato criador mental. Ponto final. O resto é com você. Pode desejar muito, pode desejar pouco, pode determinar-se a ser pobre e pode até determinar-se a passar fome pela crença no valor do jejum. Se você entender que sua religião manda ser pobre e você obedece, será pobre. Neste caso, não tem o direito de se queixar da vida. Se ouviu que a riqueza foi criada para todos e não se interessa em saber como obter o seu quinhão, aí o problema é você e não o mundo hostil. Já disse que não existem privilegiados.

A maior parte das pessoas ricas começou a vida acreditando apenas na riqueza mental. Esta gente toda descobriu que riqueza é estado mental, inundou a mente com pensamentos e sentimentos de abundância e prosperidade, criou projetos, e a vida respondeu da forma mais pródiga imaginável.

Aprenda que os sábios perceberam e ensinaram que todas as coisas estão prontas quando a mente o está. Lembraram que os pensamentos são coisas. Avisaram que o desejo humano acreditado cria aquilo que é desejado. E insistiram que você só consegue aquilo que pensa que vai conseguir.

Claro que você encontrará estudiosos, amigos, espiritualistas, comunicadores e religiosos que vão dizer que isso não existe, que é piada, que é ideia de aproveitadores da ingenuidade humana e coisa e tal. Seja inteligente, seja curioso, faça a experiência. Ao mesmo tempo, reflita sobre qual a razão para o Criador fazer um mundo de tanta exuberância e, depois, num gesto sádico, resolver criar seres de si mesmo para sofrerem, passarem necessidade e viverem se queixando de ter que morar num submundo desgraçado e ignóbil. Peça para os seus mentores da pobreza lhe explicarem isso. Terão que lhe dizer que Deus é um Absurdo ou que os seres humanos não passam de geleia mental. Infelizmente, muitos autoconsiderados inteligentes e cultos, ridicularizam os ensinamentos de sábios de todos os tempos, metem todo mundo num saco, a que dão risivelmente o nome de "autoajuda", e com isto cometem a maldade de impedir a evolução e a libertação das classes miseráveis e pobres. Aquelas ilustres personalidades se arrogam a tosca inteligência de proclamar que a riqueza não nasce na mente e sim do trabalho duro. Nesse caso, gostaria que fizessem o cavalo, o boi e o burro enriquecerem, já que a riqueza não seria faculdade da mente. Mal sabem eles que sem a autoajuda nem sequer aprenderiam a caminhar e gaguejar algumas palavras. Tudo o mais também veio pelo conhecimento, aprendizado, estudo e experiência, que são processos mentais obtidos com a ajuda de alguém ou pela autodescoberta da sabedoria imanente. E este conhecimento propiciou a chance de se autodirigirem. Isto se chama autoajuda, que significa ajudar a pessoa a se ajudar.

A Lei da Prosperidade é Lei universal. E toda Lei universal é imutável e infalível. Envolva-se nesta verdade. Abençoe a prodigalidade e a generosidade do Criador e coloque com fé as premissas para que o resultado almejado se materialize.

RIQUEZA NÃO É TUDO

Antes de prosseguir, faz-se necessário avisar-lhe que riqueza não é sinônimo de felicidade. Riqueza é mundo material, felicidade é estado mental. Se riqueza e dinheiro fizessem a felicidade, o cofre do Banco Mundial seria incomensuravelmente feliz. Todos sabem que o dinheiro não abraça, não dá bom-dia, não diz: "Eu te amo!" A finalidade da riqueza é conceder-lhe condições para viver bem, dar-lhe conforto, ter saúde e prosperidade. E continuar a obra da criação do mundo.

Também gostaria de lhe dizer que um dia você vai partir sem levar nada. Utilize os bens materiais, mas não se apegue a eles, porque caixão não tem gaveta. Não deixe de vivenciar amor, felicidade, alegrias, amizades, partilhas de conhecimentos, por falta de tempo, porque seu relógio poderá parar amanhã e as contas bancárias ficarão para o prazer e lazer de outros. Há tempo de plantar, tempo de colher e tempo de usufruir. Assim fala a sabedoria bíblica.

Por falar em bíblia, veja o que conta o livro do Eclesiastes:

> *"Havia um homem totalmente solitário; não tinha filho nem irmão. Trabalhava sem parar! Contudo, seus olhos não se satisfaziam com sua riqueza. Ele sequer perguntava: "Para quem estou trabalhando tanto, e por que razão deixo de me divertir? Isso*

também é absurdo; e um trabalho por demais ingrato". (4,8)

Afinal, o que estamos fazendo neste planeta lindo chamado Terra? Talvez a resposta esteja nesta frase:

- Só estamos de passagem neste lugar. Vamos observar, aprender, crescer, amar, desfrutar, curtir, e voltar para casa.

O CAMINHO

Já fiz isso em vários livros, mas não me custa apontar para você, de forma didática, o caminho da prosperidade:

Usar a mente é o passo fundamental.

Acione o ato criador mental para saber o que quer. Se não existe uma matriz mental, como poderá materializar-se alguma coisa? O barro, por exemplo, está aí, mas não é nada além de barro até que você pense transformá-lo num vaso ou em qualquer produto artesanal.

A primeira coisa é saber o que quer. Se não sabe o que quer, nada acontecerá. Ser levado pelos ventos fortes que sopram no seu dia a dia, será pura perda de energia e tempo. Ficar só falando em crise, dificuldades, incapacidade, medos, vai apenas aprofundar este estado de coisas.

Mude o foco: O que você quer? Aonde pretende chegar? Qual é o bem material ardentemente desejado ou necessitado?

Clareza de ideias e de projeto - este é o primeiro degrau.

Como saberá o que deseja da vida? Simplesmente encontrando um ideal, um sonho, um projeto, uma meta, que o encha de entusiasmo e faça você correr atrás do sonho. Sem entusiasmo, ficará pelo caminho. Entusiasmo é o segredo do sucesso. É o fogo que atiça suas energias.

Anote:

Saber o que realmente quer e querer com todas as forças do coração.

Agora acredite na Lei da Prosperidade:

O mundo que se cria na mente é o mundo que se torna realidade física.

Aceite esta verdade. Abra um pouco a sua resistência tradicional. Admita que ainda não descobriu todas as verdades. Reconheça que seus pregoeiros possam não ser detentores de toda a Sabedoria. Vá pela Lei da Prosperidade, que tudo dará certo. Desde que você persista.

Persistir é outro segredo: se é isso que você quer, não se entregue. Você vencerá, mesmo que tenha que enfrentar reveses. Li que o projeto da Disney World teria sido recusado por 67 bancos. Também li que o genial Steven Spilberg fora recusado por duas escolas de cinema antes de começar a fazer seus filmes. O famoso livro *Fernão Capelo Gaivota* teria sido recusado por 13 editoras. Os Beatles foram inicialmente recusados pela gravadora Deca. Meu livro *O Poder Infinito da Sua Mente* foi rejeitado por uma conceituada editora do Rio de Janeiro. Até hoje já tem mais de milhão de exemplares vendidos e é sucesso em vários países. Não desista. O caminho se faz caminhando. Também, não fique magoado diante de recusas. Se você é positivo, a recusa significa que há outro caminho melhor, mesmo que você ainda não saiba qual.

Orison Swett Marden, (1850-1924), foi médico, escritor, pensador e empresário americano. Veja o que ele escreveu:

"A prosperidade cria-se primeiro mentalmente".

Em outra ocasião, assinalou:

"Todos nós somos arquitetos que colocamos pedras, tijolos, e outros materiais em volta da ideia da qual pretendemos fazer uma realidade... Muitos desejariam ser ricos, mas os seus pensamentos são tão acanhados e mesquinhos que nunca ficam nas condições favoráveis à vinda da abundância". (Os milagres do Pensamento).

Finalmente, afaste todas as crenças sobre injustiça, pobreza, males que a riqueza causaria, incompetência, carências e falta de condições. Só existem os bloqueios que você se impuser.

Tenha sua alma abençoada pela abundância do Criador e faça valer para si a palavra da Bíblia:

"A bênção do Senhor dá a riqueza e não a faz seguir de sofrimento".

(Pr 10,22)

Também, assim fala a bíblia:

"Na mão direita, a sabedoria
garante a você vida longa;
na mão esquerda,
riquezas e honra".

(Provérbios,3,16)

OITAVA

A lei da fé

Ou Lei da crença
Ou Lei das expectativas

Aos nossos olhos, há muitos impossíveis. Mas, onde os olhos e a mente não veem, a fé vê, a fé enxerga mais longe, a fé transcende as dimensões humanas.

A Lei da Fé é a mais impressionante de todas as Leis. Foi enunciada pelo Criador, portanto existe antes das religiões, das crenças e das ideologias. Também foi clarificada por Jesus. O grande mérito do Mestre foi explicitar, comprovar e colocá-la ao alcance de qualquer pessoa. Mas, já antes do Cristo, alguns sábios vislumbraram a Lei da fé. O poeta Virgílio, por exemplo, setenta anos antes de Cristo, já tinha declarado:

"Podemos porque
cremos poder".

O profeta Isaías disse:

"A palavra que sai da

minha boca não voltará para mim vazia; antes, realizará tudo que for da minha vontade e produzirá o efeito que pretendi ao enviá-la".

Que fantástico! *A palavra que sai da minha boca realizará tudo que for da minha vontade.* Poder da fé. Poder criador da mente. Poder incontestável da palavra.

Note que Isaías viveu nos anos 765 a 681 antes de Cristo, ou seja, já lá vão 2.600 anos.

Faz-me lembrar aqui o escrito de João, ao abrir o seu evangelho de Jesus:

> *"No início era a Palavra, e a Palavra estava com Deus, e a Palavra era Deus. Esta estava com Deus no princípio. Por ela foram feitas todas as coisas; e nada do que foi feito foi feito sem ela".(1,1-4).*

Estupendo! Incrível! Revolucionário! Revolucionário por quê? Porque o Criador nos concedeu o dom da palavra. E a palavra é poder criador.

Veja:

"Pela palavra foram feitas todas as coisas; e nada do que foi feito foi feito sem a palavra!"

DEFININDO A FÉ

Antes de tudo, é necessário definir a fé. De que fé estou falando? Preciso esclarecer, porque existem várias significações para a palavra fé. Existe a fé segundo a teologia, a fé segundo Tomás de Aquino, a fé como sinônimo de religião, a fé como crença, a fé como expectativa, assim por diante. Mas a Lei da Fé tem uma única definição:

Fé é crer firmemente na realização da sua palavra.

Assim é a Lei:

"Toda palavra acreditada produz a realidade do seu conteúdo".

Explicando:

Toda palavra, (pensamento, crença, oração, desejo, ofensa), expressada como verdade no coração de quem quer que seja, contenha coisa boa ou má, benéfica ou prejudicial, aciona a Lei da Fé. E a Lei da Fé, como qualquer Lei universal, jamais pode falhar.

Toda palavra verdadeira se materializa.

Toda palavra aceita definitivamente como verdade se torna realidade física.

Tudo que alguém acreditar insistentemente que vai acontecer, acontece.

Jesus definiu a Lei da Fé com estas palavras:

> *"Crer firmemente na realização da sua palavra, sem jamais duvidar em seu coração".*

Lembre o que está escrito acima.

Paulo, o apóstolo, assim a definiu:

> *"A fé consiste na firme confiança daquilo que se espera e na convicção daquilo que não se vê".*

Nessa altura, sei que você está estarrecido:

- Como pode?! Impossível. O mundo seria diferente e a humanidade viveria num paraíso se tudo fosse tão simples e fácil assim! Quer dizer que basta eu pensar e, como num passe de mágica, a coisa acontecerá diante de mim?!

- O que posso dizer-lhe, diante de sua incredulidade, é o seguinte: Não sou eu que estou inventando. Nem é obra e graça da tão injustamente ridicularizada autoajuda. Estou falando pela autoridade e sabedoria do Criador, de Isaías, do profeta David, de Salomão, de Buda, de Jesus Cristo, de Paulo, de São Tiago, de João evangelista, de Confúcio, de Lao-tzé, de Masaharu Taniguchi, e de muitos pensadores dos tempos modernos.

Jesus Cristo, de modo especial, foi incansável pregador da fé como poder e como Lei infalível. Várias vezes explicou que existe um poder que move montanhas, cura enfermidades, produz milagres, tudo alcança e torna possível o impossível. E a este poder ele deu o nome de fé.

Proclamou definitivamente:

"Quanto ao poder, quem tem fé tudo pode".

***

"Seja o que for que desejardes, quando orardes crede que tendes alcançado e alcançareis".

*****

"Aquele que tiver fé fará as obras que eu faço e fará obras ainda maiores que estas".

*****

E falou mais vezes, mas para quem quer entender, isso basta. Para quem não quer entender, nada basta.

A Madre Tereza de Calcutá, que, em breve será declarada santa, disse:

"A força mais poderosa do universo? - A fé".

NEM TODA PALAVRA ACIONA A FÉ

Não é qualquer palavra ou pensamento que aciona a Lei da Fé. Apenas a palavra acreditada, unívoca, definitiva. A Lei da Fé não aceita poluição mental de espécie alguma. Palavras, ideias, projetos, sonhos, poluídos pelo medo, descrença, hesitação, desinteresse, negativismo, pessimismo, incoerências, insensatez, dúvidas ou pessimismo, anulam a Lei da Fé. Quando você duvida, por exemplo, surgem dois pensamentos contraditórios na sua mente: o pensamento daquilo que você deseja e o pensamento oposto, que faz você duvidar. A dúvida e a descrença indicam que você quer uma coisa, mas, no seu íntimo, entende que não há possibilidade de conseguir. Neste caso, não existe o *"crer firmemente"*, portanto falha a premissa principal da Lei da Fé.

Note que não é necessário que a palavra seja verdade absoluta, mas deve obrigatoriamente ser sua verdade pessoal. Um amigo meu mentalizou uma casa mas não conseguiu. E reclamou que Jesus estava equivocado quando disse: "Pedi e recebereis, porque todo aquele que pede recebe".

- Eu pedi – disse ele – e nada aconteceu. Nem podia acontecer, pois como posso ter uma casa com o salário minguado que recebo?

- Aí está – respondi-lhe. – O equivocado é você e não o Mestre. Relembre o que você disse e perceberá que a sua verdade não é possuir casa e sim não tê-la, porque alega que seu salário é raquítico. Não teve. Cumpriu-se a Lei. Sua verdade pessoal é que, com esse salário, jamais terá casa. O seu raciocínio é este: "Eu quero ter uma casa, mas não posso ter uma casa". Esta é a sua crença. É esta verdade que chega unívoca ao seu subconsciente.

A maior parte das pessoas vive em estado de contradição e, na sua ignorância, acusa Deus de prometer e não cumprir.

Muitos falam: "Eu quero ser rico, mas não tenho condições, porque vivo abaixo da linha da pobreza - Eu quero ser curado do câncer, mas os médicos não dão certeza e eu estou cada vez pior - Eu quero ser feliz, mas a felicidade não existe neste mundo - Eu quero ser alegre, mas minha depressão não me permite - Eu quero emprego, mas infelizmente o país está em crise e recessão - Eu quero que Deus me cure, mas a Religião prega resignação - Eu quero uma vida confortável, mas os pregadores dizem que isto só existe no céu e que esta terra é lugar de sacrifício.

Pela Lei da Fé acontece não o que você diz, mas aquilo em que você acredita. A sua verdade pessoal está naquilo que você acredita.

Nas premissas da Lei da Fé devem ocorrer três fatores:

1. A palavra unívoca.
2. Que a sua palavra seja sua verdade pessoal.
3. Que a palavra mova você à ação.

Recorda quando escrevi que ao pensamento segue-se a reação, à reação segue-se a ação e à ação segue-se a materialização?

Há um quadrunvirato que você não deve esquecer:

> *"O pensamento cria, o desejo atrai, a fé garante, o poder realiza".*

O pensamento cria quando é firme, resoluto, claro, acreditado. Este pensamento forte move à ação. E o universo conspira a seu favor, oferecendo as condições materiais para tal.

Em resumo, livre-se da conversa frívola e tenha atitude.

Atitude é dedicar-se com vigor ao projeto dos seus desejos.

Atitude é manter-se firme no caminho traçado.

Atitude é tornar-se uno com a Lei da Fé.

A LEI QUE MOVE MONTANHAS

Que expressão genial essa de Jesus: *"A fé move montanhas"*. Mas o Mestre foi ainda mais além: Afirmou que a fé torna possível até mesmo o impossível.

Aos nossos olhos, há muitos impossíveis. Mas, onde os olhos e a mente não veem, a fé vê, a fé enxerga mais longe, a fé transcende as dimensões humanas.

Não sei se você vai virar a cara e dizer que impossível é impossível e ponto final. Calma. Não seja radical. Não negue o que não alcança.

Seja inteligente: Ponha um ponto de interrogação na sua mente e vá para a pesquisa. Lembre-se que, em tempos antigos, havia muitos impossíveis, hoje sumariamente derrotados; por exemplo, era impossível o homem aportar na lua, era impossível a máquina substituir o cavalo, os engenheiros disseram a Henry Ford que motor de oito cilindros era impossível, os generais avisaram ao comandante cartaginês Aníbal Barca que era impossível atravessar os Alpes com milhares de soldados, cavalaria, elefantes, maquinaria e alimentos, já que não havia estrada. Sim era impossível, mas tudo isso aconteceu.

Quantos impossíveis da sua vida hoje foram concretizados por você? Talvez tenha havido alguma época em que pensava ser impossível ter carro, possuir casa, visitar Paris e Nova

Yorque, tirar férias em alguma praia...

Não seja seu maior inimigo. Muitas vezes você vai culpar lá fora os empecilhos da sua vida, quando, na verdade, seus inimigos estão dentro de si, nas suas crenças limitadoras. Tudo é possível.

Tenha fé, nem que seja do tamanho de um grão de mostarda – recomendava Jesus.

Disse-me um senhor, após Jornada no Rio de Janeiro:

- Eu acho que muita coisa se consegue, mas não tudo. Tanto é verdade que muitos desejam a cura e não conseguem, desejam um carro e não conseguem, desejam emprego e não conseguem, assim por diante. Olhe como tem gente frustrada nesse mundo de Deus.

Respondi-lhe:

- Meu amigo, isso apenas comprova que muita gente não conhece a Lei da Fé. Conheci inúmeras pessoas que sequer ouviram falar da Lei da Fé. Outras só receberam instruções avisando das limitações humanas, informando que esta vida é cheia de tropeços, que é preciso resignar-se à situação. Já a maior parte dos queixosos nem sabem o que querem. Outros ridicularizam quando se propõe a afirmação de Jesus, que disse: "Quanto ao poder, quem tem fé tudo pode".

Uma Lei, para que se produzam os resultados, necessita apenas de premissas corretas. E, no caso da Lei da Fé, é crer firmemente na realização da sua palavra.

2. A Lei da Fé não tem nada a ver com mérito e pouco importa se você é pecador ou pertence a esta ou àquela religião. Lei é Lei em qualquer circunstância em que as premissas sejam colocadas corretamente. No entanto, se você acha que não merece, seu subconsciente vai cumprir essa crença e a Lei da Fé some. Não funcionará. E não funcionará porque não foi deflagrada a Lei da Fé. Se você acredita no seu médico que lhe avisa que a sua doença é incurável, a Lei da Fé não tem como se manifestar a seu favor.

3. Meia verdade não ativa a Lei da Fé. A fé é ou não é. Por exemplo, se você diz que vai fazer uma peregrinação para ver se Deus lhe concede a cura, está pondo dúvida na possibilidade. Neste caso, não há fé, porque esta não admite dúvida nem hesitação.

NÃO NEGUE SÓ PORQUE NÃO ENTENDE

Não é nem um pouco inteligente negar tudo que não for compreendido. Você entende como funciona seu celular? Mas sabe que ele existe e funciona. Conhece o motor do seu carro? No entanto, você liga a chave e o faz funcionar. Consegue explicar porque o ovo endurece no fogo e a manteiga derrete? Já descobriu como funciona seu cérebro? Não é por isso que vai dizer que o seu cérebro não existe.

O pensador e ensaísta Michel de Montaigne, (1533-1592), tem uma frase que dá o que pensar, principalmente para os mais afoitos, que costumam negar tudo que não entra na cabeça deles:

> *"É uma presunção*
> *perigosa e fútil ter desprezo*
> *pelo que nós não*
> *compreendemos".*

COMPARAÇÃO SINGELA

Com certeza, você já ouviu falar de Michelangelo, famoso artista da Idade Média. Contam que, um dia, lhe perguntaram como conseguia produzir esculturas de tanta beleza e perfeição, como seu David, seu Moisés e a Pietá.

Ele teria respondido:

> *"Dentro do mármore já está a estátua. O que eu faço é apenas aparar as arestas".*

Assim é a fé, ainda que mal comparando. O que você quer já existe, é seu, e está esperando por você. A realidade já está pronta na sua mente. A parte que lhe cabe é apenas aparar as arestas das dúvidas e descrenças.

Talvez você aponha ainda um contraditório:

- Nada é fácil neste mundo, nada cai do céu, é preciso ir à luta.

- Na Lei da Fé está implícito que você será inspirado a dar os passos na direção do objetivo. Se ficar sentado ou dormindo, não existiu fé. Esta é uma energia poderosa que impulsionará você ao objetivo. É evidente que, se você mentaliza uma viagem a Paris, será impossível ocorrer a viagem se ficar dormindo em casa. Mas não se trata de ir à luta e sim de ir ao alcance da realidade esperada. Se você está diante de uma laranjeira e quer uma laranja, de duas uma: ou você vai apanhar a laranja ou a laranja virá a você, caindo do pé ou trazida por alguém. É por isso que o conhecimento da Lei da Fé traz confiança, tranquilidade, certeza, segurança e alegria.

São Tiago ensinou que a fé sem as obras é morta. Se a fé é morta, logicamente não tem vida. Se não tem vida, não existe. O que não existe não pode acontecer. Se pediu e não recebeu, é porque não se cumpriram as premissas da Lei da Fé.

Para Jesus, esta verdade é tão clara que ele declarou:

> *"Pedi e dar-se-vos-á, porque*
> *todo aquele que pede recebe".*

E para os que duvidavam, insistiu:

> *"Até agora nada pedistes.*
> *Pedi e recebereis para que a*
> *vossa alegria seja completa".*

E SE LHE FALTAR FÉ

Realmente, você pode achar difícil vivenciar esta fé absoluta. E aquela duvidazinha? E aquele medo? E aquele pensamento de que Deus pode rejeitar sua oração? E aquela angústia de que possa ser impossível? Sim, no fundo, talvez você seja instigado por uma incerteza. Mas, a Lei da Fé é radical, não admite nenhum resquício de negatividade. Não há como mudar o enunciado da fé. Quem deve mudar é você.

Se lhe faltar fé, vai acontecer o contrário do que pretendia. Suponhamos, por exemplo, que você deseja um carro, mas acha que não poderá ter carro. Em qual das duas proposições mais acredita? Exatamente nessa de que não poderá no momento ter carro. É isso que vai acontecer. A fé é um elemento puro, não contém mistura. Elemento puro é uma substância feita de apenas um tipo de átomo. Compostos são substâncias feitas de dois ou mais elementos. A fé, para usar a comparação, é um elemento puro. Misturou, modificou a essência. Substâncias de diversas crenças geram outra coisa bem diferente do que você esperava. Veja o que acontece na natureza: Por exemplo, você tem hidrogênio e oxigênio. Ao misturar uma molécula de hidrogênio e duas de oxigênio, terá água. Já a mistura de um átomo de oxigênio com um átomo de carbono lhe dará óxido de carbono – um gás venenoso. E se lhe adicionar um outro átomo de oxigênio produzir-se-á anidrido carbônico (dióxido) – já agora um gás inócuo.

Muitos leem tudo que é aqui exposto e continuam exclamando:

- Mas eu não consigo acreditar nessa maravilha. É bom demais para ser verdade. Não me entra na cabeça essa ideia, grande demais para os meus neurônios.

É assim que se formam as misturas que anulam a Lei da Fé.

Permita-me ajudá-lo a iluminar sua mente.

Algumas ideias:

Olhe para a imensidade de pessoas que conseguiram milagre e reconheça que ninguém é mais do que ninguém. Outros puderam, você também pode.

Aja como se tivesse fé e assim estará impregnando a mente a tal ponto que passará a acreditar no milagre. Lembre-se da sabedoria popular que diz: "Até uma mentira repetida muitas vezes se torna verdade".

Leia algum livro sobre o poder da fé. Eu mesmo escrevi três obras: *"A fé que move montanhas"*, também *"A fé pode tudo - mito ou verdade?"* e, ainda, o livreto: *"O poder da Fé"*.

Reforce sua fé com algum ritual, por exemplo uma novena, uma peregrinação, uma vela, o uso da água de algum santuário. Muitos adotam inclusive o sacrifício, como jejum e caminhar de joelhos. É importante saber que não é o sacrifício que produz o milagre, mas a fé de que este ritual sofrido pode fazer com que aconteça o milagre. O poder da fé está na mente acreditada, volto a ressaltar. Fé – disse Jesus – é crer firmemente na realização da sua palavra. Sacrifícios e penitências só ajudam a quem pensa que ativam a fé.

Pense na bondade e no amor do Pai celestial, que a todos acolhe e a todos atende, como ensinou o Mestre:

> *"E tu quando orares entra no*
> *teu secreto e ora a teu Pai*
> *que está no secreto; e teu*
> *Pai que vê às ocultas te ouve*
> *e te atende".*

Leia os evangelhos onde Jesus afirma que pela fé podemos tudo.

Imagine o resultado desejado e repita e repita e repita essa imagem até passar a aceitá-la como verdade.

Lembre a dica de Jesus: "Batei, batei, e abrir-se-vos-á".

Insista, persista, teime, persevere.

DOIS EXEMPLOS DADOS POR JESUS SOBRE A FÉ

Veja aqui os dois exemplos oferecidos pelo Nazareno, para demonstrar a veracidade e o poder da Lei da Fé: O primeiro foi a cura do general sírio Naaman, que sofria de lepra; e o segundo foi o fato de o profeta Elias fazer chover quando era necessária a chuva e fazer pará-la quando isso precisava acontecer.

A história de Naaman assim foi relatada no Livro dos Reis:

> *"O rei da Síria tinha uma grande admiração por Naaman, chefe do seu exército. Tinha conduzido as suas tropas a muitas e gloriosas vitórias. Por*

isso, era considerado um grande herói e muito respeitado. No entanto, havia um lado negativo — era leproso.

As tropas da Síria tinham invadido, certa vez, a terra de Israel; entre os cativos que levaram, encontrava-se uma menina que ficou ao serviço da mulher de Naaman. Um dia, a menina disse à sua senhora: "Bem gostaria que o meu senhor fosse ver o profeta, na Samaria. Havia de curá-lo da lepra!"

Naaman contou ao rei o que a menina dissera.

"Sim, vai lá ver esse profeta", disse-lhe o rei. "Escreverei uma carta de credencial para apresentares ao rei de Israel."

Naaman partiu, levando consigo seiscentos quilos de prata, seis mil moedas de ouro e dez mudas de roupa.

A carta para o rei de Israel dizia assim: "O homem que é portador desta carta é o meu súbdito Naaman; o que eu pretendo é que trates da sua cura da lepra."

Quando o rei de Israel leu a missi-

va, rasgou a roupa que trazia vestida e disse: "Este homem manda-me um leproso para que eu o cure! Sou eu Deus, para poder dar vida ou matar? O que ele está é a arranjar uma desculpa para nos invadir de novo."

Mas quando o profeta Eliseu soube do aperto em que o rei se encontrava, mandou-lhe uma mensagem: "Por que estás tão preocupado? Manda Naaman vir ter comigo; ele ficará a saber que há um verdadeiro profeta de Deus aqui na terra de Israel."

Naaman chegou com os seus carros e cavalos à frente da casa de Eliseu. *Este mandou-lhe um mensageiro que lhe dissesse para ir lavar-se sete vezes no rio Jordão, e que ficaria sarado de qualquer vestígio de lepra!*

No entanto, Naaman, muito irritado, resolveu ir-se embora.

"Vejam bem", disse ele, "eu sempre pensei que, pelo menos, ele viria, falaria comigo, poria a mão sobre as partes leprosas, invocaria o nome do Senhor seu Deus e eu ficaria curado!

Não são os rios Abana e Farpar, de Damasco, muito melhores do que todos os rios de Israel juntos? Se a questão é lavar-me num rio, posso muito bem fazê-lo na minha terra e curar-me."

E retirou-se indignado.

Mas os seus ajudantes tentaram fazê-lo reconsiderar:

"Se o profeta te tivesse pedido para fazer uma coisa muito difícil, não a terias feito? Então por que não fazes isso, que é lavares-te e ficares curado?"

Naaman aceitou descer até ao rio Jordão; mergulhou sete vezes, como Eliseu lhe dissera, e a sua carne ficou como a de um menino — curou-se".

O exemplo do profeta Elias, citado por Jesus, assim é contado pelo evangelista Lucas, no seu evangelho:

"O profeta Elias era um ser
humano como nós. Ele orou
com fervor para que não
chovesse, e durante três anos e
meio não choveu sobre a terra.
Depois orou outra vez, e então
choveu, e a terra deu a sua

colheita".(Lc 4,24-30)

QUE FAZER PARA QUE ACONTEÇA

Quando você quer que algo aconteça na sua vida, pergunte-se:

Eu sei exatamente o que quero e estou especificando com clareza?

Acredito que é viável o que pretendo?

Acredito que o meu pedido já contém o recebimento ou tenho alguma dúvida a respeito da possibilidade?

Estou entusiasmado pelo que desejo?

Prejudica alguém o que estou desejando?

Sinto um desejo forte e verdadeiro cheio de grande expectativa de que assim é e assim será?

Estou disposto a dar passos agora mesmo na direção do meu projeto?

As respostas clarificarão sua mente. Se forem positivas, pode ter certeza de que sua fé removerá os obstáculos e a Lei se cumprirá a seu favor.

Não olhe, pois, para fora e sim para dentro. No seu íntimo está a resposta positiva ou negativa.

NONA

A Lei da atração

É maravilhoso saber que atraímos o que pensamos. É lindo compreendermos que o nosso mundo pessoal é resultado do que atraímos pela força magnética da mente criadora.

Muito divulgada no livro *O Segredo,* de Ronda Byrne e colaboradores, a *Lei da Atração* pode ser considerada um corolário da Lei da Fé: Seus pensamentos atraem aquilo que corresponde ao conteúdo dos mesmos. Pelo pensamento você emite vibrações mentais que sintonizam com as vibrações energéticas da matéria desejada e a atraem para si. Nesse caso, o universo conspira a favor, atraindo o que foi desejado. Em última análise, é uma outra linguagem para explicar a Lei da Mente e a verdade proclamada por muitos sábios: Seus pensamentos atraem e materializam o conteúdo dos mesmos. Nessa direção também caminha a Física Quântica, anunciando que o pensamento não somente muda a matéria como tem o poder de criá-la. Segundo a Física Quântica tudo no universo é energia e essa energia é moldável e materializável pelo nosso pensamento.

Pela Lei da Atração, atraímos o que pensamos e pela Física Quântica moldamos o pensamento concentrando a energia cósmica, ou seja, trazemos à existência o que desejamos.

Mas, nada se compara com a revelação de Jesus, feita há dois mil anos: Tudo aquilo em que cremos fazemos acontecer.

É maravilhoso saber que atraímos o que pensamos. É lindo compreendermos que o nosso mundo pessoal é resultado do que atraímos pela força magnética da mente criadora. Também, é essencial percebermos que a Lei da Atração funciona para o bem e para o mal.

Somos seres inteligentes, por isso usaremos esta Lei para que a vida nos presenteie com o que há de melhor.

DÉCIMA

Cada qual colhe o que semeia

Esta é uma Lei muito conhecida, não só clarificada pelos sábios, principalmente por Jesus, mas também proclamada popularmente em toda parte.

Cada qual colhe o que semeia: eis uma Lei Universal que nos convence de que a vida é justa.

Justa?!

Agora sim você está espantado comigo:

- Como ousa dizer uma coisa destas?

- O espanto não é só seu, atinge quiçá cem por cento da humanidade. Todos gritarão que há muita injustiça no mundo e que só um cego não vê isso. Pode desandar à vontade. Tenho tempo e paciência para ouvir a sua contestação.

Vamos pensar por partes:

Esta Lei foi reconhecida e divulgada desde remotas eras, portanto não é absurda, nem incoerente, nem injusta. Nem novidade.

Vários sábios e estudiosos revelaram a existência da *Lei de que Cada Um Colhe o Que Semeia.* O primeiro sábio que me salta aos olhos viveu neste planeta há dois mil anos: Jesus de Nazaré.

Disse ele várias vezes:

> *"Toda árvore boa produz bons frutos e toda árvore má produz maus frutos". (Mt 7,17)*

***

> *"Nenhuma árvore boa produz frutos maus e nenhuma árvore má produz frutos bons. Cada árvore se conhece pelo seu fruto peculiar, pois não se colhem figos de abrolhos, nem se apanham uvas de espinheiros. O homem bom tira coisa boa do bom tesouro do seu coração, ao passo que o homem mau tira coisa má do mau tesouro do seu coração". (Lc, 6,43-45)*

***

Cito também o apóstolo Paulo. Escreveu aos gálatas:

"Pois, tudo que o
homem semear, isto também
colherá". (6,7).

Diz a milenar sabedoria chinesa:

"Podemos escolher o que
plantar, mas somos obrigados a
colher o que semeamos".

Já ouvi várias vezes esta frase:

"Porque Deus é bom, nos
deixa plantar o que quisermos. E
porque é justo, nos faz colhermos o
que plantamos".

A justiça desta Lei pode ser expressada desta maneira simples e popular:

"A plantação é livre, a
colheita é obrigatória".

A *Lei da Semeadura e da Colheita* é correta, coerente, óbvia, mas poucos se importam com ela e só se fixam na colheita, como se fosse possível existir colheita sem plantação.

A colheita é o fato. O resultado. A decorrência. Por conseguinte, é óbvio que deve haver algo que desencadeou o resultado.

- Se é uma Lei tão clara e tão evidente, por que a humanidade não se dá conta?

-Pelo seguinte: Um acontecimento, quando é tomado em separado, quando é visto apenas em si mesmo, pode ser considerado injusto, maldade do mundo, perseguição do destino, crueldade de Deus. Quantas pessoas vivem chorando no muro das lamentações a sua triste sorte, as desgraças que caíram do céu, a infelicidade que roubou a alegria de viver, as doenças que se abateram sobre elas! Essa gente não percebe que está focando a análise e a atenção apenas no efeito. Que o efeito é desastroso ninguém duvida. Que a desgraça não foi desejada, também é evidente. O que faltou descobrir foi que não há efeito sem causa. Não pode existir efeito sem causa. Mas as pessoas sequer imaginam que as desgraças que se abatem sobre alguém não vieram do nada. E nem intuem que do nada não sai nada. Então, fazem mil ponderações e lamentações, todas equivocadas.

Hoje, por exemplo, fiz um texto para o facebook, abordando este assunto:

> *"Se você gosta de ser bem tratado, trate bem as pessoas. Energia boa*

atrai energia boa. Energia ruim atrai energia ruim. É a Lei do Retorno. A Lei da Atração. Muita gente gosta de se queixar quando não é considerada e nem respeitada. Mas é bom sempre se perguntar se está tratando com consideração e respeito as pessoas. Quem critica costuma ser criticado. Quem ofende corre o risco de ser ofendido. Não esqueça a velha e sábia Lei: Todo bem que você faz, retorna multiplicado. Toda árvore boa produz bons frutos".

Milhares de pessoas leram o texto e muitas compartilharam. Chamou-me a atenção um comentário em que alguém escreveu: *"Infelizmente tem quem semeie rosas e colha espinhos. O mundo é feito de exceções".*

Não, em Lei Universal não existem exceções. Faz parte da roseira compor-se de rosas e espinhos que as protejam. Mas, entendi a ideia, que, por sinal, é muito comum: o indivíduo diz que faz o bem e colhe o mal. Isto não existe, porque o bem e o mal são estados mentais e, se a mente está ligada no bem, o subconsciente responde da mesma maneira. Pode ser, isto sim, que você faça o bem a determinada pessoa e esta não corresponda, sendo ingrata. Isto acontece, porém não é exceção à Lei da Semeadura e da Colheita, porque esta Lei tem a ver com a plantação da própria pessoa e não com o outro. A pessoa que faz o bem tem a recompensa em si mesma por esse ato. O bem que você faz retorna multiplicado.

- Mas, o outro foi ingrato – dirá você.

- E daí? Ninguém tem poder sobre ninguém. Você tem poder apenas sobre você. E o bem que você fez tem a recompensa do Pagador Oficial. E o Pagador Oficial já havia informado que o bem praticado sempre tem retorno benéfico multiplicado. Quanto à atitude do agraciado, isto é problema dele. O problema do outro é assunto do outro. Não é de boa inteligência fazer o bem esperando que o beneficiado retribua. Isto pode causar muitas decepções. Faça o bem porque você tem vontade de praticá-lo e não para receber reconhecimento ou aplausos. Apenas tenha a certeza de que o bem paga o bem. Você sempre será recompensado. Essa é a Lei. Porém, se ao que pratica o bem sobrevier mágoa ou raiva, esta consequência será desastrosa.

Plante o bem e você o colherá, com certeza.

Creio que caberia aqui uma frase do psicólogo, filósofo e pensador norte-americano Ralph Waldo Emerson, (1803-1882):

> *"É impossível para um homem ser enganado por uma pessoa que não seja ele próprio".*

Voltando à afirmação de que o mundo é justo e cada qual colhe o que plantou, talvez você questione dizendo que plantou o bem, mas a sua vida é um acervo de problemas e desgraças que não plantou.

A primeira coisa a fazer é você questionar-se:

- Por que isto me aconteceu?

Às vezes, um simples exame possibilita perceber a causa. O médico, quando está diante de uma enfermidade, vai em busca da causa. O agricultor, que vê a soja minguar na sua lavoura, logo se interessa em averiguar o porquê. No caso do indivíduo que sofre depressão, importa encontrar a causa. E a causa está em si mesmo.

Mas será que o homem triste chega à conclusão de que ele é a causa da sua tristeza? E será que ele tem o descortino de entender que, se continua triste, está aumentando o volume da tristeza e, aumentando o volume da tristeza, já não estará apenas triste, mas será a própria tristeza personificada? Pois é neste ponto que a tristeza passa a se chamar depressão. Exatamente no momento em que o triste é engolido pela própria tristeza, o problema passa a chamar-se depressão.

Se você estudar a fundo cada situação favorável ou desfavorável, encontrará a resposta em si mesmo. Para usar outra Lei, se você é o efeito, você é a causa. Se você está se coçando, será que a coceira é de outra pessoa?

Por favor, não seja daqueles que passam a vida toda querendo os frutos daquilo que jamais plantaram.

Quer colher? – Plante.
A vida é simples. Justa. Coerente.

SOLUÇÃO

Diante da realidade indesejada, duas atitudes podem ocorrer:

Primeira: sabendo que a colheita é resultado da plantação, a pessoa vai desfazer a plantação maléfica e passará a plantar somente as coisas boas que deseja colher. Se plantou, por exemplo, joio pensando que era trigo, retirará o joio e plantará o trigo. Agora pode ter certeza de que colherá trigo e não joio. Se plantou decepção, agora plantará esperança. Se plantou raivas, agora plantará paz de espírito. Se continuar plantando raivas será devorado e queimado pelas raivas. Se semeou no coração invejas, agora semeará autoestima e conhecimento de que tem poder de alcançar o que deseja. Com isso, a inveja perderá toda razão de existir. Na verdade, a inveja, hoje, é um produto obsoleto, já que todos temos poder e capacidade de plantar o que quisermos na nossa mente e no nosso coração.

Muda-se a semente, muda-se a colheita. Não adianta um viciado em álcool ou droga dizer que não é afetado pelo álcool ou pela droga. A colheita é infalível.

Quer mudar a colheita? – Mude a plantação.

Há uma segunda maneira de resolver o seu problema: Diante da desgraça, não é de absoluta necessidade descobrir o que causou a desventura. É necessário agora plantar o que deseja colher. Faça a nova semeadura cujos frutos deseja colher. Mesmo não sabendo por que está acontecendo o problema atual, basta semear o que pretende colher. Exemplo: Está triste? – plante alegria, mentalize alegria, exercite alegria, cultive alegria. Neste caso, a alegria produzirá os efeitos da alegria e, consequentemente, desaparecerá a tristeza, pois uma pessoa não pode ser triste e alegre ao mesmo tempo.

Aqui se ampara a velha sabedoria: *Contrária contrariis curantur.* Os contrários curam-se com os contrários. Suponhamos que você é um indivíduo agitado, explosivo. Mentalize o contrário:

"Eu sou calmo, eu sou calmo e ponderado, ajo com calma e inteligência na hora certa".

A repetição da palavra calma tem a virtude de impressionar o subconsciente. E tudo o que o subconsciente aceita como verdade, torna realidade existencial.

NOVA PLANTAÇÃO

Graças a Deus, você, por certo, conseguiu entender perfeitamente o funcionamento da Lei de Que Cada Qual Colhe o Que Semeia. E, se compreendeu que colhe apenas o que você próprio semeia, ficará deslumbrado com a Sabedoria do Criador, que encontrou um meio de se estabelecer justiça no mundo, independente dos caminhos e descaminhos da humanidade. Entendeu que a vida é justa?

Depois de tudo que você leu, importa agora sonhar com um mundo maravilhoso e começar a semear a boa semente da nova colheita.

A mente é seu campo de plantação. O coração é a energia geradora da fertilidade que produzirá abundância de frutos. Maravilha.

DÉCIMA-PRIMEIRA

Lei

da

saúde

A cura é o retorno ao estado harmonioso entre a mente, o coração afetivo, o espírito e o corpo. O Poder do bem e do mal está na mente. Segundo a Lei, a mente age e o corpo reage de acordo.

Tudo que se cria na mente
e no coração se expressa
no corpo.

A saúde é considerada o dom maior do ser humano. Com saúde, tudo se resolve; sem saúde, tudo se torna difícil e complicado.

O famoso filósofo Arthur Schopenhauer dizia:

"Um mendigo saudável é
mais feliz do que um rei doente".

E a bíblia ensina:

"Não existe riqueza que valha
mais do que um corpo sadio".
(Ec,30,16)

Mesmo sabendo a importância da saúde, poucas são as pessoas que cultivam harmonia entre mente e corpo. Pior do que isto, raros são os indivíduos que chegaram à compreensão de que a vida do corpo é a mente. E é tão fácil perceber esta verdade quando se contempla um cadáver: aí está o corpo sem a mente, por isso está morto. Se levassem o corpo com a mente para o cemitério, estariam enterrando um ser vivo. Mas, naquele caixão não há vida, apenas um corpo que começou a se desintegrar.

O paradoxo é que as pessoas gostam de cultivar o corpo, usam remédios e cosméticos, material de higiene, frequentam academias, vão a salões de beleza, melhoram o visual, fazem plástica, recompõem cirurgicamente o rosto, mas não se lembram de que a vitalidade e a beleza do corpo dependem da vitalidade da mente. É claro que esses cuidados com o corpo são salutares. Muito salutares. Indiscutivelmente salutares. Mas, se o balde está furado, não trará muito proveito, a longo prazo, esta bela e louvável estratégia. Se você tem o rosto "lavado e pesado", marcado com vincos e rugas produzidos por longa depressão, a cirurgia plástica poderá resolver apenas por algum tempo, se a mente continuar a marcar o seu rosto.

EMOÇÕES

O corpo reage aos estímulos mentais e sentimentais, principalmente emocionais, através do cérebro e das glândulas hormonais. Isto faz concluir que emoções maléficas acarretam devastação no corpo e emoções benéficas produzem ótimo espectro hormonal. Como se diz que o rosto é o espelho da alma, torna-se importante cultivar bons sentimentos para que o semblante possa espelhar a tão desejada bela aparência harmoniosa.

Boas emoções, como alegria, paz, amor, felicidade, serenidade, coragem, fé, esperança, autoconfiança, levam o cérebro e as glândulas especializadas a liberar hormônios prazerosos, como a oxitocina, a endorfina, a dopamina, a serotonina, a opiamina e a dietilamina.

Veja o que escreveu o médico Dr John Schindler, a certa altura do seu livro *Como Viver 365 Dias Por Ano:*

> *"Não se esqueçam de que as boas emoções têm dois efeitos gerais. Pri-*

meiro, substituem as más emoções que estavam produzindo perniciosa tensão; segundo, produzem determinados efeitos na pituitária, estabelecendo ótimo equilíbrio na função endócrina. É este adequado equilíbrio que proporciona o estado no qual os seres humanos exclamam: "Olé! Como estou me sentindo bem!" Contudo, o primeiro efeito, que é o de substituição das más emoções e da consequente tensão prejudicial, é igualmente importante".

Deduz-se facilmente que a saúde física, mental e emocional depende dos seus pensamentos e sentimentos. O bem produz o bem, o mal produz o mal. O ponto de partida e de chegada é a mente.

Multidões de pessoas pouco ou nada se importam com isso. Usam e abusam da bebida, das drogas, dos cigarros, da comida, das gorduras saborosas, dos excessos impostos ao corpo, brigam, odeiam, agridem, se estressam, vão à loucura, e proclamam: *"A vida é minha e eu faço dela o que quero, ninguém tem nada a ver com isso!"* Tudo bem. Ou tudo mal. Estou apenas informando o que vai acontecer. Cada qual colhe literalmente o que semeia. Já foi falado sobre isso. A Lei universal é implacável. Mas, a liberdade, ou a libertinagem, permitem essas e outras atitudes. Só que a vida é justa e paga cada um de acordo com seu depósito. Como diz a expressão popular: "A banca paga e recebe".

De acordo com o Dr José Moromizato, médico hoje considerado um dos grandes incentivadores da medicina psicossomática, o corpo reflete o que as pessoas pensam e sentem.

Escreveu ele:

> *"Exigimos tanto do organismo, que num determinado momento, ele pede socorro. Se não observarmos os sintomas internos, eles podem agravar-se e nos afastar do trabalho, da família, dos amigos e até mesmo das pessoas que mais amamos".*

Diante dessa derrocada mais ou menos acelerada, as marcas dos anos vão ficando evidentes, até o momento desagradável em que o indivíduo descobre que já não é o mesmo. E se pergunta onde está o galã de outros tempos? Em que paraíso ficou aquela Modelo deslumbrante de fazer o universo masculino ficar boquiaberto?

A DOENÇA DO CORPO COMEÇA NA MENTE

Normalmente, as pessoas têm consciência dos excessos que cometem, mas quase se contam nos dedos as que reconhecem os males dos excessos mentais e sentimentais, como as raivas, os ódios, as amarguras, as invejas, as mágoas, as tristezas, os ciúmes, as frustrações, as irritações, os destemperos verbais, as agressões, as injúrias, as ofensas, as decisões erradas, os desamores, as brigas, as vociferações, as teimosias, as discussões, as atitudes desastrosas, os arrependimentos sem arrependimento, as intolerâncias, as soberbas, as truculências, as falsidades, as avarezas, as falcatruas, os negativismos, as injustiças, enfim esse rosário sem fim de atitudes, comportamentos e ações desarmonizadas com as Leis que regem a vida.

Um dia, um senhor me contestou:

- Se fosse assim mesmo, os santos seriam os mais longevos!

- Não é argumento válido – respondi-lhe. - Os santos dizem que cometem muitos pecados. Além disso, podem sofrer distúrbios pelo medo de ofender a Deus, pelo pavor do inferno, pela crença de se sentirem indignos de estarem na presença de Deus... Podem se entregar a sacrifícios físicos para expiarem seus pecados, o que é um mal, embora praticado com boas intenções. Podem se magoar com os que não seguem suas crenças e orientações, outro mal que afeta seu organismo. Podem achar que devem esgotar suas energias para agradar a Deus ou na ânsia de salvar almas. Você vê, nas ilustrações por aí, santos com o rosto carregado, ascético, sofrido, sem qualquer resquício de alegria e menos ainda algum sorriso esboçado. O corpo fica afetado por esta sobrecarga destituída de energia vigorosa. Como se vê, há ideologias e crenças altamente prejudiciais, mas praticadas honestamente. Na vida dos santos, houve – talvez ainda haja – os que passaram frio e fome com longos jejuns, dormindo em chão duro, sacrificando de propósito o corpo. A Lei não faz diferença se há boa intenção ou ignorância. Se alguém, por exemplo, deixa de comer literalmente, morrerá, por mais santa que seja a intenção.

Ocorre na vida de alguns santos a crença de que devem desprezar o corpo como causador dos males da alma. Desprezar o corpo é pensamento nefasto para a saúde, já que esta significa estado de harmonia entre as diversas instâncias do ser humano.

A saúde depende do conhecimento da Lei:

> *O mundo que se cria na mente se manifesta no corpo.*

MENTE POSITIVA

Mens sana in córpore sano - diziam os antigos.

Mente sadia – corpo sadio.

Mente sadia é mente positiva, alegre, confiante, otimista, agradável, tolerante, paciente, feliz, compreensível, fraternal, generosa, bondosa, afável, afetuosa, amorosa, justa, harmoniosa, de bons sentimentos, de bom coração, de muita fé.

A mente saudável sabe que tudo tem dois lados e sempre vê o lado bom do que lhe acontece.

A mente saudável é simples na crença de um mundo bom como obra de um Criador que é Pai.

A mente saudável não julga mal, não acusa, respeita, admira.

A mente saudável sente-se em interação com a natureza e vê nela a sabedoria do Infinito.

A mente saudável ama os animais, aves e insetos, embora evite os que possam usar seus instintos agressivos.

A mente saudável sente-se envolta nas maravilhas do universo.

A mente saudável vivencia amorosamente a unidade com o todo da Criação.

Empreitada difícil?

Tudo é questão de hábito. Quem se acostumou a andar com o pé torto, terá um pouco mais de dificuldade para voltar a caminhar corretamente. Mas, a mente é uma força todo-poderosa capaz de corrigir problemas de qualquer natureza.

A boa notícia é que, desde agora, você pode voltar a recuperar a saúde. Muda-se a causa – muda-se o efeito.

Plante novas sementes - colherá novos

frutos.

Graças a Deus, não existe fatalismo.

RELAÇÃO ENTRE ATITUDE MENTAL E ENFERMIDADES

Levando em consideração que a mente está em todas as células do corpo, como propagou o Dr Bernie Siegel, e compreendendo que o corpo reage às ações mentais, fica evidente a relação intrínseca entre o mundo mental e o mundo orgânico. Há várias publicações que especificam a doença física e sua causa mental.

Há dias, li um trabalho do Dr Renato Sabbatini, neurofisiologista da Faculdade de Medicina da Universidade de São Paulo, em Ribeirão Preto, trabalho este também fruto de pesquisas no Instituto Max Planck de Neurobiologia em Munique, Alemanha. Lá pelas tantas, escreveu:

> *"Já é de conhecimento popular que os estados psíquicos adversos, como estresse, depressão, ansiedade, raiva, etc., favorecem o desenvolvimento de doenças orgânicas como úlceras do estômago e duodeno, colite, inflamações*

dos músculos (miosite), doenças da pele (dermatites), diabetes e até câncer. Estima-se que cerca de 50% das doenças da humanidade tenham algo a ver, direta ou indiretamente, com as disfunções psicológicas".

Logo adiante, acentua:

> *"Mais recente, um ramo da medicina chamada psiconeuroimunologia, tem estudado a relação entre o sistema imunológico, que nos protege contra diversos desvios da estabilidade interna, e os distúrbios psíquicos. Já se sabe, por exemplo, que o estresse e a ansiedade crônicas, bem como a depressão, trazem profundas alterações em nossa capacidade de nos defendermos imunologicamente".*

Gostaria, ainda de colher mais este texto do artigo publicado pelo Dr Renato Sabbatini, no jornal *Correio Popular,* de Campinas, São Paulo:

> *"Tudo isso nos mostra que existe uma relação estreita entre mente e*

doença. O corolário é que quanto mais saudáveis formos, do ponto de vista emocional e psíquico, melhor será para nossa saúde orgânica. Os antigos já diziam que o bom humor afasta as doenças, e isso é uma verdade, agora sabem os cientistas. A vida moderna traz estresses tremendos e duradouros para muitas pessoas. A competição, o autoritarismo no emprego, a agressividade entre as pessoas, o trânsito confuso e perigoso, o medo de ser assaltado ou assassinado ou de perder o emprego, as aglomerações, enfim, tudo isso está afetando enormemente a saúde das pessoas. A relação mente-corpo também explica muitos efeitos terapêuticos da medicina convencional e o aparente sucesso das medicinas alternativas. Se a pessoa acredita que vai ser curada por alguma coisa, como florais de Bach ou outro placebo curandeiro primitivo (shaman), promove curas pelo efeito de sua simples autoridade "miraculosa" e conexão com os "espíritos maléficos", que obedecem aos *seus comandos de abandonar o corpo do pobre doente. A medicina moderna não consegue escapar desse fenômeno, embora tenha hoje em seu arsenal drogas, cirurgias e outros meios curativos poderosíssimos. Até mcsmo o efeito pós-cirúrgico de uma operação complexa e radical, como um transplante cardíaco, pode ser afetado, em ultima análise, pelas reações psíquicas do paciente".*

USE A LEI EM SEU BENEFÍCIO

Muito bem. E agora? O que fazer? Antes de mais nada, você fez o principal: Conheceu o caminho. E o caminho se faz caminhando.

Como foi você que criou a doença, a primeira coisa a fazer é reconhecer que, se teve o poder de produzir sua enfermidade, também tem o poder de produzir a cura. E a cura é o retorno ao estado harmonioso entre a mente, o coração afetivo, o espírito e o corpo. O Poder do bem e do mal está na mente. Segundo a Lei, a mente age e o corpo reage de acordo.

O primeiro passo é querer viver. Querer viver. Nada de resignação. Nada de passividade. Nada de esperar para ver se Deus dá um jeito. Não fique se queixando do destino. Não perca energia se lamentando. Vá ao bom combate. O receber depende do pedir. E do acreditar.

Ter um forte motivo para viver, como, por exemplo, um filhinho para criar, um ideal para levar à frente, um prazer imenso que faz desejar viver, sentir a força gloriosa de querer continuar vivo porque viver é uma maravilha - são energias poderosas capazes de revitalizar o corpo.

O segundo passo é o perdão. Ouvi, num filme, há dias, um personagem dizer:

"O perdão leva ao amor e o
amor leva ao perdão".

Esqueça a ideia de que o perdão é piedosismo dos que praticam a religião e querem sublimar a relação com Deus.

Perdoar significa
demitir o mal que está na mente.

Simplesmente isso. Independe de religião, embora esta possa ajudar a tomar a atitude de libertação.

Perdoar é limpar da mente o peso opressor, a raiva, o ódio, a vingança e a tristeza que o mal possa ter causado.

O perdão dado a alguém que prejudicou você não significa concordar, ou desculpar, ou aceitar resignadamente o que lhe foi feito. Nem renunciar ao direito de justiça. Também não tem a ver com reconciliação e voltar a admitir a presença na sociedade prejudicada.

O perdão é ato íntimo da própria pessoa. É claro que um profundo estado de libertação e de amor facilita um aperto de mão e torna a relação mais leve e generosa. Mas, lembre o que dizia Indira Gandhi:

> *"Com os punhos cerrados não se pode trocar um aperto de mão".*

Perdoar é libertar e aliviar a mente e o coração. É sentir paz de espírito. É ver o delinquente com olhos compassivos. É descarregar a raiva tóxica e festejar a serenidade que desceu sobre a alma.

O perdão elimina a insônia, fortalece o sistema imunológico e desfaz doenças cardíacas, gastrointestinais, e até mesmo cânceres.

O perdão refaz a alegria de viver.

Certa vez, Pedro perguntou a Jesus:

- Quantas vezes devo perdoar a meu irmão quando ele pecar contra mim? Até sete vezes?

Jesus respondeu:

- Não te digo até sete vezes, mas até setenta vezes sete.

Eis aí a terapia do perdão, ensinada pelo Mestre há mais de dois mil anos.

Resumindo, há três maneiras de alcançar o perdão:

1. Jogando fora o mal que se aninhou na mente.
2. Amando. O amor – disse Jesus – perdoa todos os pecados.

Salomão também ensinou que o amor apaga todas as transgressões.

Amor é luz e a luz desfaz as trevas, mesmo que estas tenham quatro bilhões de anos.

3. Segundo a Igreja Católica, pela confissão. Mas há um detalhe que nos remonta aos dois primeiros itens: A confissão não terá efeito se a pessoa não demitir o mal que está na mente. Aliás, arrepender-se vem do grego, metanoia, que significa mudança de ideia.

Examine-se para ver que tipo de atitude causou a enfermidade. Talvez você descubra, talvez não. Mas sabe que a doença é um mal criado pela mente. Hipócrates, há cerca de 2.500 anos, já dizia que "é mais importante saber que tipo de pessoa tem uma doença do que saber que tipo de doença tem uma pessoa".

Seja como for, o caminho a seguir é mudar os padrões negativos de seus pensamentos e sentimentos.

Muda-se a causa – muda-se o efeito.

Já leu esta frase várias vezes.

Terceiro passo. Permita-se começar uma nova vida, mais positiva, mais alegre, mais agradável, mais tolerante, mais respeitosa e mais feliz. Com isso, estará carreando fortes energias regeneradoras para o corpo.

"Renascer pela água e pelo espírito" – disse Jesus.

Como a mente é a vida do corpo, converse mentalmente com seu corpo, peça singelamente desculpas pelos males causados, e proponha que agora ambos vão convergir desejos e esforços para alcançar a saúde. Aqui começa a força da fé, isto é, a crença de que está se processando a cura. Mentalize seu órgão regenerado, a parte doente perfeita, o corpo todo perfeito, tudo funcionando na justa e reta ordem divina. Crie a imagem em que se vê alegre, feliz, em perfeita saúde, podendo fazer tudo o que antes era impossível.

Repita muitas vezes esta mentalização e visualização. A repetição reforça a crença na cura. Como assinalei acima, faça uma imagem do seu órgão funcionando perfeitamente e mantenha essa verdade interior. Mesmo que as dores continuem, persista. Precisa reverter a crença da enfermidade a fim de reverter a imagem negativa gravada anteriormente no subconsciente. E diz a ciência da mente que tudo o que o subconsciente aceita como verdade, executa.

Se você acredita em Deus, Jesus, Nossa senhora, algum santo, não deixe de invocar. O caminho espiritual é extremamente poderoso para quem acredita.

A oração da cura também faz milagres. São Tiago escreveu, numa carta:

> *"E a oração da fé*
> *curará o enfermo".*

Certa vez, durante uma palestra em que

falava da cura, recebi este bilhete:

"Há alguns anos, senti por vários dias uma dor fortíssima em uma das pernas, que me interrompia o sono e geralmente acontecia a partir da uma hora da madrugada. Fui medicada e a dor continuava. Certo dia, antes de dormir, sentei-me na cama e orei: 'Jesus, meu doce e querido amigo, a partir deste momento eu quero colocar a dor da minha perna nas tuas mãos e quero te pedir que tu sejas o meu médico. Sara-me no teu santo nome. Obrigada'.

A medicação do meu médico era para ser tomada de seis em seis horas, só que eu esqueci de tomar no horário. Mas não me preocupei. Lembrei-me que havia convocado Jesus Cristo para ser o meu médico, então naquele mesmo momento falei: 'Não tomarei mais o medicamento'. Pois saibam todos aqui presentes que não tomei mais os remédios e fui curada completamente no mesmo dia. Nunca mais senti a terrível dor na perna".

Uma outra pessoa me escreveu:

"Estou transbordante de alegria. Convivia anos com remédios fortes. Todas as manhãs amanhecia trêmula, nervosa, sensação de medo, desmaio, insônia. Cheguei em casa depois desta grande bênção e dos relax que aprendi a concentrar e determinar a minha mente, coloquei a fita do relax. Dormi sem remédios, amanheci maravilhosamente bem, estou curada. Tive fé. Graças a Deus. Estou alegre, feliz, sou saudável. Deus lhe abençoe".

Ao longo dos trinta e cinco anos de Jornadas e palestras pelo Brasil e exterior, tenho recebido muitas cartas e depoimentos. Nesses casos, a palavra e o ambiente de fé têm sido fatores importantes para a disposição e crença na cura.

A primeira depoente contou que deixou os remédios, inclusive por esquecimento, e se manteve firme na convicção da cura em nome de Jesus. No entanto, é bom a pessoa se agarrar em tudo que possa reforçar e assegurar sua forte crença na cura. Os remédios também podem ser poderosos motivos de fé. Tome-os mentalizando os benefícios no corpo.

Rituais positivos, peregrinação, vela acesa, água de lugar milagroso, como Fátima, Lourdes, Aparecida, Medianeira, etc - podem dar força à fé. Quanto mais motivos se somarem, mais forte será a energia curadora desencadeada.

Não importa a gravidade da doença, importa o tamanho da fé.

Lembre-se:

O mundo que se cria na mente
é o mundo que se expressa no
corpo.

DÉCIMA-SEGUNDA LEI

O semelhante atrai o semelhante

Se você passar a vida fazendo o bem, o estará atraindo para si. Não importa se não houve reconhecimento, se foi caluniado, se desdisseram suas boas obras - porque há sempre o Pagador Oficial lá de Cima, que retribui centuplicadamente.

Esta verdade, de que *o semelhante atrai o semelhante,* já foi comentada, mas é bom explicitá-la. Realmente, você deve estar percebendo que todas as Leis universais estão entrelaçadas como um novelo formado por vários fios. Isso é muito bom, porque, praticando uma Lei, você já está recebendo os benefícios de outras correlatas. Para fazer uma comparação singela, você bebe água para matar a sede, mas, com isso, o organismo vai se beneficiar em todas as suas dimensões, pois as células necessitam de água; e o cérebro, constituído de 80% de água, faz dela ótimo condutor elétrico, que facilita a condução de informações entre os neurônios. Além disso, a água melhora o sistema imunológico, torna a pele saudável, alivia a fadiga, evita prisão de ventre, ajuda na digestão, regula a temperatura do corpo, reduz o risco de alguns tipos de câncer, assim como facilita o bom humor. Mas você bebeu água para matar a sede. Conseguiu entender?

Pois bem, o que diz a Lei de que *O Semelhante atrai o Semelhante?*

Simplesmente enuncia que o pensamento produz a realidade do seu conteúdo. Avisa que os iguais se atraem. Por exemplo, pensamentos de alegria atraem alegria, pensamentos de amor atraem amor, pensamentos de raiva atraem raiva, pensamentos de prosperidade atraem prosperidade. Pode-se dizer que o pensamento é a substância que produz a forma correspondente.

Lembro aqui uma frase que colhi de Uel Stanley Andersen, escritor e conhecido pensador:

> *"Primeiro o pensamento,*
> *depois o objeto;*
> *assim é a Lei".*

Experimente se reportar às Leis que você acabou de ler e verá que quase todas podem caber dentro desta Lei. Maravilha, porque a prática de uma Lei lhe acrescenta forças poderosas de outras Leis. Forma-se o novelo.

O lado desagradável disso tudo é que você pode usar esta Lei para o mal, para o sofrimento, para a decadência. Sim, porque o semelhante atrai o semelhante, ou seja, se você pensa que a crise econômica e financeira do país vai desmantelar seu empreendimento, é isso que vai acontecer, porque o semelhante atrai o semelhante. Se você fica falando que as coisas vão mal, acabarão indo mal.

Quem critica atrai a crítica. Quem com ferro fere, com ferro será ferido. Já leu sobre isso em outro momento. Não custa repetir. Tudo que repete cresce.

Aí está a Lei de que *o semelhante atrai o semelhante.* O pensamento atrai a realidade do seu conteúdo.

A VIDA É SIMPLES

Como é bom saber que o semelhante atrai o semelhante! Se você passar a vida fazendo o bem, estará atraindo o bem para si. Não importa se não há reconhecimento, se for caluniado, se desdisseram suas boas obras - porque há sempre o Pagador Oficial lá de Cima, que retribui centuplicadamente. O bem deve ser praticado porque é a melhor forma de você recebê-lo de volta com juros e correção monetária, independente do que aconteça do outro lado. Como o Criador é sábio!

O semelhante atrai o semelhante. A Lei determina que você seja recompensado por todo o bem de qualquer espécie que praticar.

Deixe a mente aberta e livre para que isto aconteça. Não a bloqueie com mensagens de ressentimento e decepção, porque esses sentimentos atrairão os efeitos negativos correspondentes.

Aplausos ao Criador

O grande privilegiado do Criador foi o ser humano. E, para ele, esmerou-se em dar-lhe tudo que de melhor seu amor podia imaginar. Até entregou-lhe um mapa do caminho para que pudesse sempre acertar e ser feliz, com sucesso e saúde. Palmas a Ele.

Depois de ler e meditar a mensagem deste livro, com certeza você estará deslumbrado ao perceber que o Criador não esqueceu nada que fosse útil, bom, bonito e prazeroso para sua criatura privilegiada.

É emocionante saber que fomos feitos para o bem, o bonito, o útil e o prazeroso. E é maravilhoso reconhecer que tudo converge para essa finalidade. No projeto divino, não existe o difícil, o impraticável, o complicado. O plano do Criador foi uma explosão de amor e empatia para com o ser humano. Fez tudo para que a sua criatura desse certo. Até mesmo essa expectativa de uma humanidade feliz, vivendo numa casa linda chamada planeta Terra, foi manifestação desse prazer incontido de dar o bom e o melhor a esses seres especiais da sua Criação.

No projeto de Deus, não tinha como não dar certo. Nada fora esquecido. Não havia furos e brechas na sua obra:

Fez o homem de sua própria raiz divina para que fosse chamado de Pai;

incutiu-lhe sentimento inapagável de felicidade;

concedeu-lhe sabedoria para acertar e se conduzir nesse caminho abençoado;

e deu-lhe poder para obter tudo que quisesse.

Ofereceu prazer ao corpo para que se lembrasse da generosidade paternal.

Também, permitiu-lhe a dor para que se dispusesse a voltar ao Caminho.

E, para evitar desvios e acertar a rota, ditou-lhe Leis simples, benfazejas e seguras.

E mais: criou condições de voltar ao caminho, caso incorresse em erros, doenças e dificuldades existenciais.

Só nos resta perdoar o passado, pedir desculpas pela ignorância, beijar a face do Criador e desfrutar as maravilhas desta vida.

E este é o momento certo.

Fim

ÍNDICE

O PODER INFINITO DA SUA MENTE

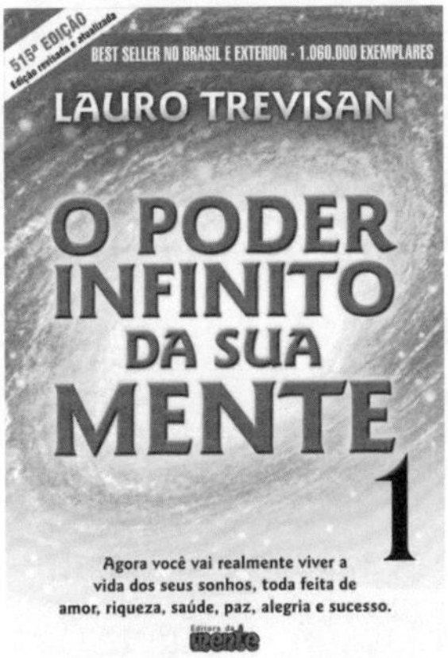

Este é um livro imperdível. Milhões de pessoas se beneficiaram de sua leitura, não só no Brasil. Um dos maiores best-sellers do poder da mente.

De fácil entendimento, agradável de ler, muitos exemplos incentivadores, argumentos convincentes - tudo isso fará você acreditar que seu pensamento aciona as forças interiores e materializa seus desejos iluminados pelo entusiasmo.

Ao ler *O poder infinito da sua mente,* de Lauro Trevisan, descobrirá que, se você pode sonhar, pode realizar. Se assim não fosse, a vida seria uma frustração e uma fraude do Infinito, o que não pode ser verdade de jeito nenhum. Leia e verá maravilhas acontecerem na sua vida.

A CHAVE DO MAIOR SEGREDO DO MUNDO

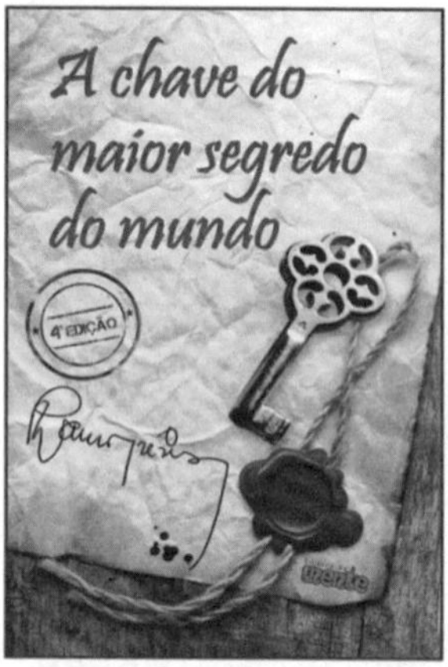

Você já ouviu falar da Lei da Atração, da Lei da Fé, da Lei que Cada um Colhe o que Semeia, da Lei de Retorno, da Lei de que o Semelhante Atrai o Semelhante. Essas descobertas revelam a verdade ensinada por Jesus: "Quanto ao poder, quem tem fé tudo pode".

Mas, a questão é essa: Como usar esse poder? Qual é o segredo através do qual alguns conseguem fazer funcionar o poder, quando tantos outros não obtêm êxito?

A resposta clara, simples e verdadeira você a encontra nessa obra de Lauro Trevisan, lançada em 2007, atualmente na quinta edição brasileira. Leia e ofereça aos familiares e amigos.

VOCÊ CONSEGUE

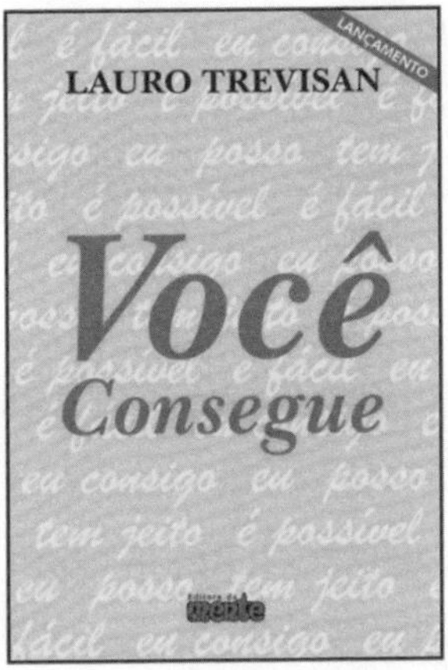

Lançado no final de 2012, este livro, de Lauro Trevisan, é vigoroso reforço à sua convicção de que nada poderá barrar seus sonhos e seus desejos de saúde, felicidade, riqueza e bem-estar. De estilo leve e agradável, mostra como ativar suas qualidades e poderes adormecidos, para conseguir seus objetivos na vida.

Muitos talentos morrem no nascedouro, ou no meio do caminho, porque as pessoas desanimam, não encontram uma luz, não sabem o que fazer para conseguir superar as dificuldades.

Invista em si mesmo, peça esse livro, tão necessário diante das vozes negativas que você encontra em seu dia a dia. Recomendamos de coração.

O PODER INFINITO DA ORAÇÃO

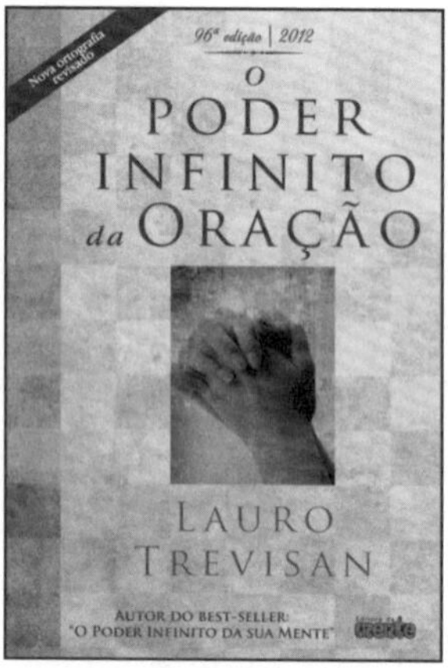

Com certeza, você acredita na verdade ensinada por Jesus: "Tudo que pedirdes ao Pai, em estado de oração, crendo, alcançareis". Mas suas orações deram resultado? Pode ser que já tenha experimentado pedir, sem nada conseguir.

Está faltando o quê? Não vá dizer que o Mestre estava errado. Você falhou em algum ponto essencial.

O poder infinito da oração, 181 páginas, já com 100 edições no Brasil e algumas no exterior, lhe conduz aos maravilhosos arcanos da oração, aquela que tem poder e ativa a fé que tudo alcança, como garantiu o Mestre. Tenha esse livro junto de si, ele será seu socorro em todos os momentos, principalmente nas doenças, fracassos e dificuldades.

EDITORA DA

mente